AWARENESS THROUGH MOVEMENT

The Classic Book on the Feldenkrais Method

"Feldenkrais's most popular and accessible book."

- Smithonian

AWARENESS THROUGH MOVEMENT

EASY-TO-DO HEALTH EXERCISES TO IMPROVE
YOUR POSTURE, VISION, IMAGINATION,
AND PERSONAL AWARENESS

Moshe Feldenkrais

AWARENESS THROUGH MOVEMENT

Copyright ⓒ Published by arrangement with HarperCollins Publishers. All rights reserved

Korean translation copyright ⓒ 2021 by SOMA-COACHING BOOKS
Korean translation rights arranged with HarperCollins Publishers through EYA(Eric Yang Agency)
이 책의 한국어판 저작권은 EYA(Eric Yang Agency)를 통한 HarperCollins Publishers 사와의 독점계약으로 '소마코칭스튜디오'가 소유합니다.
저작권법에 의하여 한국 내에서 보호를 받는 저작물이므로 무단전재 및 복제를 금합니다.

이 책에 나온 정보는 의료적 치료를 목적으로 하지 않습니다.
치료가 필요한 독자는 의사의 상담을 받아야 합니다.
책에 나온 운동을 시행하기 전 또는 시행한 후에 통증이 증가한다면, 의사의 상담이 필요하다는 징후입니다.

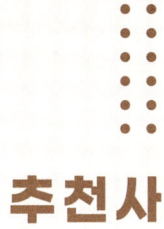

추천사

『펠덴크라이스의 ATM』은 수천 명의 사람들에게 펠덴크라이스 메소드 입문서 역할을 해왔다. 내가 모세 펠덴크라이스와의 여행을 통해 만났던 사람들, 그리고 그와 함께 한 워크숍에 참여했던 사람들은 이 책으로 인해 자신의 삶이 엄청나게 바뀌었다고 이야기했다. 펠덴크라이스는 개인적인 문제를 지닌 사람들의 회복을 도왔을 뿐만 아니라 그들의 삶의 질까지 높여주었다.

콜맨 코렌타에르 Kolman Korentayer
게슈탈트&펠덴크라이스 프랙틱셔너
북미 펠덴크라이스 프로그램 코디네이터
1970~1979

CONTENTS

추천사　　　　　　　　　　　　　　　005

PART 01
행동하면서 이해하기

서문	010
자기이미지	022
발전의 층차	046
어디서, 어떻게 시작할 것인가?	056
구조와 기능	074
진보의 방향	088

PART 02
이해하기 위해 행동하기 :
12가지 레슨

일반적인 관찰	100
도움이 되는 실용적 조언	110
레슨 1. 좋은 자세란 무엇인가?	116
레슨 2. 좋은 동작이란 무엇인가?	150
레슨 3. 움직임의 근본적인 속성들	162
레슨 4. 부분의 차별화와 호흡의 기능	178
레슨 5. 굴곡근과 신전근의 협응	206
레슨 6. 시계 이미지를 통한 골반 움직임 차별화	222
레슨 7. 머리의 이동에 따른 골격계 변화	236
레슨 8. 자기이미지 온전하게 다듬기	252
레슨 9. 공간 관계를 활용한 움직임 협응	274
레슨 10. 눈의 움직임이 몸의 움직임을 구조화한다	286
레슨 11. 의식적으로 사용하는 부위를 통해 의식하지 못하는 부위 인지하기	308
레슨 12. 생각과 호흡	324
저자 후기	344
역자 후기	346

PART 01

UNDERSTANDING WHILE DOING

AWARENESS THROUGH MOVEMENT

행동하면서

이해하기

AWARENESS THROUGH MOVEMENT

서문

인간은 자기이미지self-image에 따라 행동한다. 달리 표현하면, 인간은 자기이미지에 의해 통제받는다. 이 자기이미지는 유전, 교육, 그리고 자기교육이 다양한 층차로 혼재되어 결정되며, 결국 인간의 모든 행동은 자기이미지에 의해 조건화된다.

유전Heritage은 이 셋 중에서 가장 가변성이 적다. 유전은 생물학적으로 개인에게 부여된 요소로, 신경계, 뼈, 근육, 조직, 선, 피부, 감각기 등의 구조와 기능을 결정한다. 이는 인간이 자신의 정체성을 확립하기 오래 전부터 결정된 물리적 요소이다. 유전에 의해 구조화된 인체는 세상에서 움직이며 경험을 쌓고, 세상과 상호작용하며 자기이미지를 발전시킨다.

교육Education을 통해 인간은 언어를 익히고, 자신이 속한 특정 사회에서 통용되는 반응패턴과 개념패턴을 확립한다. 이때 배우는 반응패턴과 개념패턴은 자기가 태어나고 자란 환경에 따라 변한다. 하지만 교육을 통해 습득한 내용은 인간이라는 특수 종의 보편적인 속성이라기보다는 특정한 사회 또는 집단의 속성일 뿐이다.

자기교육Self-education은 인간 발달에서 가장 능동적인 요소이다. 인간은 주로 배움에 의해 자기교육의 방향을 설정하며, 이때 형성된 자기교육은 유전적인 요인보다는 사회적 활용도가 더 높다. 즉, 자기교육은 외적으로 어떤 교육이 필요할지 결정하는 요소로 작용할 뿐만 아니라, 원하지 않는 교육을 거부하는 요소로도 활용된다. 이렇게 교육과 자기교육은 서로에게 영향을 주고받는다. 아이는 태어나서 몇 주 동안 주로 외부 환경을 배우지만, 이때는 교육 요소가 주로 작용하며 자기교육은 거의 존재하지 않는다. 태어난 직후의 아이는 주로 유전적으로 결정된 육체가 원하지 않는 것들에 거부하거나 저항하는 법을 학습한다.

아이가 성장하면서 안정된 신체 구조를 갖추어가며 자기교육 또한 진보한다. 아이는 이 과정에서 점진적으로 개성을 발전시키며, 자신의 본성에 부합되는 대상과 행동 사이에서 선택을 하기 시작한다. 이제 아이는 교육에 의해 부여된 것들을 모두 다 받아들이지 않는다. 교육적인 요소와 자신의 취향이 함께 작용하여 습관과 행동이 형성된다.

자기이미지를 형성하는 이 세 가지 능동적인 요소들 중에서 오직 자기교육만이 어느 정도 우리의 통제권 안에 존재한다. 유전에 의해 결정된 육체는 우리가 어떻게 할 수 없는 요소이다. 태어나서 자라는 환경에 의해 부여되는 교육 또한 외부에서 결정되는 요소이다. 심지어 자기교육도 유년기에는 전적으로 자기주도적인 요소라고 보기 어렵다. 유전적으로 이어진 가족과 친지들에 의해 어쩔 수 없이 배우게 되는 것, 개인적인 취향, 신경계의 효율적인 작용, 그리고 자라나면서 받은 교육의 강도와 지속성 등이 자기교육을 결정한다. 유전은 신체 구조와 외형, 그리고 행동과 같이 독특한 요인을 형성하지만, 교육은 우리가 속한 사회 집단의 구성원이 되게 하고, 그 집단의 다른 구성원과 최대한 비슷한 사람이 되게 만든다. 우리가 속한 사회에 의해 우리는 입는 옷뿐만 아니라 외형까지도 구성원들과 비슷해진다. 또, 태어나면서 주어진 언어에 의해 표현 방식까지도 다른 이들과 비슷해진다. 교육 요소에 의해 행동과 가치패턴조차 비슷하게 결정되면, 자기교육 또한 주변의 다른 모든 사람들과 자신을 비슷하게 바라보는 방향으로 작동한다.

원래 자기교육은 유전적으로 결정된 요소와 다른 방식으로 행동을 할 수 있도록 개성을 형성하는 능동적인 힘이다. 하지만 교육에 의해 조건화되어 자기교육 요소 또한 다른 이들과 비슷한 패턴으로 나아간다. 교육의 본질적인 문제는, 배움을 형성하는 정보가 고대로부터, 때론 원시 시대부터 내려온 것들에 기반을 두고 있을 뿐만 아니라, 무의식적이고 불명확한 목표에 사회 구성원의 의식과 목표를 일치시킨다는데 있다. 이러한 결함에도 불구하고 교육 요소에는 장점도 존재한다. 바로 개인을 사회와 꼭 맞는, 그렇지만 특정한 목적을 지니지 않은 존재로 변화시킬 수 있다는 점이 그것이다. 교육이 늘 자기교육을 온전히 이기는 것은 아니다. 그럼에도 불구하고 교육 기법이 발전하고 있는 진보된 국가에서조차 의견이 비슷한 개인, 외형이 닮은 구성원, 심지어 추구하는 욕구마저 동일한 사람들이 늘어나고 있다. 대중매체가 발달하고 정치적으로 평등에 대한 요구가 늘어나면서 오히려 정체성이 모호한 현대인이 증가하고 있다.

하버드 대학 심리학자인 스키너 B. F. Skinner 교수가 이미 교육학과 심리학 분야에서 현대적 의미의 지식을 쌓고 테크닉을 개발하였다. 그는 "만족하며 능력있고, 지적이며 행복하고 창조적인" 개인을 배출하는 기법들을 제시하였는데, 그의 방식이 비록 다는 아니지만 교육의 목적을 달성하는데 있어 효과적이긴 하다. 스키너의 접근법은 확실히 지적이고, 체계적이고, 만족하고, 행복한 개인을 일정한 기간 안에 배출하는데 있어 의심할 여지 없이 효과가 있다. 만일 우리가 생물 유전학 지식을 온전히 활용하게 된다면 사회가 필요로 하는 이러한 인간들을 종류별로, 기계적으로 생산할 수도 있을 것이다.

현재 상황을 보면, 우리 세대에 이런 왜곡된 유토피아가 생길지도 모른다. 자기교육을 금지하는 적당한 수단을 활용하고, 생물학적으로 동일한 인간을 만들기만 하면 되기 때문이다.

많은 이들이 개인보다는 집단이 중요하다고 여긴다. 거의 대부분의 진보된 국가에서 이러한 경향성이 높아지고 있다. 단지 해당 국가나 집단의 목표와 그 목표를 실현시키는 기법에서 차이가 있을 뿐이다. 현대엔 고용을 증진시키고, 물건을 많이 생산하고, 다수에게 기회를 평등하게 제공하는 것이 제일 중요한 일로 간주되고 있다. 대부분의 사회에서 교육은 단지 그 사회의 기능을 가능한 크게 해치지 않는 범위에서, 정형화된 개인을 만드는 것을 목표로 하는 것처럼 보인다. 또, 그런 내용을 젊은 세대에게 가르치고 있다.

이러한 경향성이 어쩌면 인간 종의 진화에 부합되는 일일지도 모른다. 만일 그렇다면 확실히 그러한 목표를 성취하는 쪽으로 방향 설정을 해야 할지도 모른다.

하지만, 사회라는 개념을 무시하고 인간 자체에 관심을 돌리면, 사회는 단지 구성원 개개인의 총합에 지나지 않는다. 개인의 관점에서 보면 사회가 다른 의미로 다가온다는 뜻이다. 무엇보다 개인을 중요시하는 사회에서는 구성원 각자가 가치있는 존재로 받아들여져야 하고, 개인 또한 자신의 사회적 위치가 영향력을 주고 있다는 사실을 확인할 수 있어야 한다. 또한 자신의 가치가 발현되는 영역에서 스스로의 특수한 유기체 성향을 기반으로 형성된 개성을 지닌 채 활동하고, 발전하고, 표현하는 일이 중요하게 받아들여져야 한다. 이 유기체 성향organic traits은 생물학적인 유전 요인에서 비롯되었지만, 그 표현expression은 유기체 전체가 최대로 기능하기 위해 필수불가결한 요소이다. 하지만 우리가 속한 사회가 정형성을 요구하는 경향이 증가하면 할수록 이러한 개인의 유기체 성향은 갈등 상황에 봉착하게 된다. 이 문제를 교정하기 위해 사회는 개인의 유기체 성향을 억압하거나, 개인의 정체성을 사회의 니즈에 맞추는 방식을 쓴다. 하지만 개인의 유기체 성향과 사회적 니즈는 서로 부합되는 것처럼 보이진 않는다. 지금까지 사회적 가치에 개인의 가치를 맞추려는 시도가 오히려 개인에게 좌절감을 맛보게 한 것 같아 보이기 때문이다.

　사회에서 제공하는 교육은 한번에 두 방향을 제시하는 형태로 이루어진다. 하나는 사회적 관행을 따르지 않는 대부분의 사람에게 제재를 가하여 억압하는 방식이다. 이때는 사회적 지원을 없애면 된다. 다른 하나는 개인에게 특정한 가치를 부여하여 어쩔 수 없이 현재의 욕망을 버리고 그 가치에 맞게 살아가도록 강압하는 방식이다. 이렇게 교육을 통해 사회가 개인을 조건화시키기 때문에 현재를 살아가는 대다수 성인들은 일종의 가면을 쓴 채 세상을 살아간다. 그리고 사회 속의 개인은 다른 이들뿐만 아니라 자신에게까지 이 개성이라는 가면을 내보이려 노력한다. 개인이 지닌 모든 영감과 즉흥적 욕구, 즉 유기체 본성organic nature은 이렇게 형성된 엄중한 내부 검열로 인해 자신을 쉽게 드러내지 못한다. 인간이 지닌 영감과 즉흥적 욕구는 갈망과 회한을 불러일으키기 때문에 이러한 것들이 구현되지 못하도록 억압하는 방법을 찾는다. 이렇게 유기체 본성을 희생하면서도 삶을 견뎌나갈 수 있는 것은 사회가 정의 내린 성공이라는 가치를 성취함으로써 얻는 만족감이 이를 보상하기 때문이다. 주변 사람들이 그 성공을 지지해주면 그 만족감은 더욱 커진다. 그래서 대다수의 사람들은 자신이 쓴 가면을 더욱 강화시키며 삶의 대부분을 낭비하며 살아간다. 이렇게 가면을 쓰고 살아가는 삶은 반복된 성공에 의해 더욱 중요한 것처럼 느껴진다.

　이러한 성공을 거두는 이는 사회경제적 사다리에서 상승을 이루는 모습을 지속적으로 보여주어야 한다. 왜냐하면 사다리를 오르다 떨어지면, 삶이 더욱 힘들어질 뿐만 아니라 그가 지닌 사회적 가치 또한 줄어들고, 이는 결국 정신적, 육체적으로 위험한 상황을 야기할 수도 있기 때문이다. 이렇게 사회적 성공에 경도된 삶을 살다 보면 물질적으로 풍족한 상태에 있는데도 쉼없이 자신을 채찍질하게 된다. 결함과 흠이 없는 완벽한 가면을 유지하기 위해서는 성공을 계속 이어나갈 수 있는 행동과 추진력이 필요할 수 있지만, 가면 뒤에 있는 자신은 기본적인 형태의 유기체 니즈organic needs조차 충족시키지 못하는 삶을 살아갈 수 있다. 이 성공을 얻기 위해 했던 행동들에서 어느 정도 만족감이 느껴질 수도 있다. 하지만 이는 유기체 전체에 대한 것이 아닌 피상적인 만족감일 뿐이다.

사람들은 성공을 거두고 그것을 사회가 알아주면 자신에게 충만함이 생긴다거나 또는 생겨야만 한다는 잘못된 믿음에 오랜 시간 물들어 왔다. 자신이 쓰고 있는 가면에 충분히 적응하면서, 그래서 그 가면에 의해 형성된 자기 정체성이 확고해지면서, 더 이상 자신의 신체에서 발현되는 유기체 충동이나 충만함을 느끼지 못하는 상태로 변해왔다. 이러한 감각의 저하는 가족 관계나 이성 관계에서 장애를 야기할 수 있다. 사실 이와 같은 장애는 늘 존재해 왔지만 사회적 성공이라는 열매에 취해 감춰져 왔다. 인간의 삶과 충만감은 강력한 유기체 충동과 결부되어 있다. 그런데 가면을 쓰고 성공에 경도된 삶을 살아가거나, 사회적 가치에 따라 자신의 정체성을 수정해 나가는 사람에게는, 그게 별로 중요하게 다가오지 않는다. 엄청나게 많은 사람들이 가면 뒤에 숨어 사는 삶 속에서 충분히 만족하며 활동적으로 살아가는 것처럼 보인다. 하지만 문득 멈춰서 자신의 마음에서 들리는 소리에 귀를 기울이면 공허함이 느껴지거나, 또는 무감각한 삶에서 오는 답답함에 질식할 것 같은 느낌을 받곤 한다.

　사회에서 중요하게 받아들이는 직업 영역에서 성공을 거두는 사람들은 많지 않다. 그래서 가면을 쓰고 살아가는 삶에 만족감을 느낄 정도의 성공을 거두는 사람 또한 드물다. 가면의 삶을 유지하는데 필요한 전문적 지식이나 수단을 얻는데 있어 어려서부터 실패한 사람들도 많은데, 이들은 자신이 게을러서 또는 해당 직업과의 적성이 안 맞거나 배움에 대한 인내심이 부족해서 실패했다고 주장하곤 한다. 그들은 이 직업 저 직업 손을 대보며 결국 그 어떤 것도 상관없다는 결론에 이른다. 자신의 능력에 있어 이 정도의 믿음을 얻은 이들은 또 뭔가 시도해 볼만한 가치를 지닌 새로운 영역을 쿡쿡 찔러보며 충만감을 채워줄 것들을 찾는다. 이런 사람들이 다른 이들보다 재능이 없다는 뜻은 아니다. 오히려 더 많은 재능을 지니고 있을지도 모른다. 하지만 이들은 자신의 신체가 원하는 것을 간과하는 습관이 들어 있어 정말로 자신이 원하는 것을 더 이상 탐구하지 않는 지경에 이르게 된다. 그러다 결국엔 보통 사람들보다 자신이 더 오래 지속할 수 있는 일이나 더욱 능숙하게 할 수 있는 영역에서도 발을 헛디뎌 넘어지곤 한다. 물론 이들도 자신의 가치를 정당하게 평가해줄 수 있는 사회적 발판이나 직업을 확보할 가능성을 충분히 지니고 있다. 하지만 이들은 자존감이 불안정해서 또 다른 영역에서의 성공을 계속해서 갈망한다. 물론 이때의 불안정함은 문란한 성생활을 하는 이의 그것과는 다르다. 직업을 끊임없이 바꿔나가는 삶은 혼동을 야기하고, 이때 발생하는 혼동은 자신에게 특별한 재능이 있다고 착각하는 이들의 정신적 메커니즘과 유사하다. 자신의 재능을 과신하는 이들은 어느 순간 다시 한번 부분적인 충만함을 얻게 되고, 이로 인해 뭔가 다시 시도해볼만한 힘을 얼마간 획득한다.

앞에서 이미 살펴봤지만, 자기교육은 결코 독립적인 요소가 아니며, 인체의 구조와 기능에 갈등 상황을 일으키는 요소가 되기도 한다. 그러므로 많은 이들이 자기교육 요소가 만들어내는 갈등 상황에 봉착해 섭식, 배설, 호흡 문제뿐만 아니라 골격 구조의 변형까지 겪을 수 있다. 하지만 한 부위에서 떨어진 기능을 주기적으로 개선시키면 다른 부위에서도 기능이 개선된다. 결국 일정 기간 몸의 생명력이 전반적으로 높아지는 효과를 보게 된다. 그러다 다시 육체와 영혼의 건강이 전반적으로 떨어지는 순간을 맞이할 수도 있다.

유전, 교육, 자기교육, 이렇게 인간의 행동을 결정하는 세 가지 요소 중에서 오직 자기교육만이 눈에 띄게 의지에 좌우된다. 그렇다면 그 정도는 정말 얼마만큼이며, 도대체 어떠한 방법으로 타인에게 도움을 줄 수 있을까? 문제가 생기면 대부분의 사람들은 전문가에게 상담을 요청한다. 물론 이런 태도가 아주 심각한 문제를 지닌 이에게는 최선의 선택일 수도 있다. 하지만 대부분은 그럴 필요성도 자각하지 못하고 있으며, 또 그러고 싶은 마음도 갖지 않는다. 그리고 전문가와의 상담이 얼마나 도움이 될 수 있는지도 의문이다. 최종적으로는 오직 자기조력(옮긴이, Self-help, 스스로의 힘으로 해결해 나가는 태도)만이 모든 이들에게 열려 있는 유일한 방법이다.

이 방법은 어렵고 복잡하다. 하지만 변화와 발전을 정말로 원하는 이라면 누구라도 그 실질적 방법을 찾을 수 있다. 다만 이 경우 지나치게 어려운 방법이 아니라 새로운 반응 체계를 획득하는 것, 즉 그 과정을 형성하는 것이 중요하다는 사실을 명확히 마음에 새기고 있어야 한다.

배움의 과정은 불규칙적이며 단계로 이루어져 있다는 사실을 처음부터 제대로 이해하고 있어야 한다. 또한 그 과정엔 오르막길도 있지만 내리막길도 있다는 것을 알고 있어야 한다. 이 과정은 한 편의 시를 외우는 단순한 일에도 적용될 수 있다. 누군가 어느 날 시 한 편을 배웠는데 다음 날 완전히 잊어버렸다고 하자. 며칠이 지나서, 공부를 더 한 것도 아닌데 갑자기 그 시가 완벽하게 이해되는 이도 있다. 심지어 몇 개월 동안 그 시를 완전히 잊고 있었는데, 잠깐 동안 반복한 것만으로도 완전히 기억해내는 사람도 있을 수 있다. 그러므로 배움의 과정에서 어느 순간 처음 상태로 미끄러졌다고 해도 실망할 필요는 없다. 그 과정이 지속되면 될수록 점점 내리막길로 치닫는 확률은 줄어들고 오르막길을 따라 발전할 확률은 높아지며, 그 일이 점점 쉬워질 것이다.

변화가 자기에게서 일어나면, 새로운 문제나 인지하지 못했던 어려움이 발생할 수 있다는 사실 또한 이해하고 있어야 한다. 하지만 예전에는 두려움이나 통증 때문에 의식적으로 회피했던 일들이 자기믿음이 커지면서 점점 충분히 맞닥뜨릴 수 있는 일로 변한다.

대부분의 사람들은 자신을 발전시키고 신체를 교정하는 일에 아주 가끔씩만 관심을 가진다. 사실 이들은 그런 일들을 무의식 중에 자주 하기도 한다. 보통의 사람들은 적당한 성취에도 충분히 만족하며, 겉으로 드러난 몇 가지 문제점을 간단한 운동으로 해결하면 그걸로 됐다고 생각하며 살아간다. 이 서론을 통해 내가 이야기 하고 있는 모든 내용은 사실 이 보통의 평균적인 사람들을 대상으로 한다. 다시 말해, 자신을 발전시키고 신체를 교정하는 일에 별다른 관심이 없는 사람이 이 책을 봐야 한다.

자신을 발전시키기 위해 노력하는 사람들은 그 과정에서 어려운 단계에 이를 수 있다. 그리고 각 단계가 진행될수록 방법이 점점 정련되어야 더 나은 교정에 이를 수 있다. 이렇게 자기 발전의 길을 가는데 있어 첫 번째 단계를 이 책 안에 아주 자세하게 기술해 놓았다. 독자들은 이를 발판으로 삼아 자신의 힘으로 더욱 멀리 나아갈 수 있을 것이다.

AWARENESS THROUGH MOVEMENT

자기이미지

사람마다 행동이 다르다

우리는 각자 다른 방식으로 말하고, 움직이고, 생각하고, 느낀다. 이런 일들은 수년 간 쌓아온 자기이미지가 누적되어 일어난다. 따라서 우리가 자신의 행동 방식을 변화시키기 위해서는 내면의 자기이미지를 변화시켜야만 한다. 물론 이러한 변화는 단순히 행동을 하나씩 대체하는 형태로 이루어지진 않는다. 다원적인 변화가 수반되어야만 한다는 뜻이다. 자기이미지만 변화하는 것이 아닌 동기의 변화, 나아가 관련된 신체 모든 부위의 움직임 변화까지 이루어져야 행동 방식의 변화로 이어진다.

이렇게 이루어진 변화로 인해 손으로 글을 쓰고, 입으로 발음하는 개인적인 습관까지 눈에 띄게 개선된다.

행동의 4요소

자기이미지는 네 가지 요소, 즉 움직임, 감각, 느낌, 생각으로 이루어지며, 이는 일상적으로 이루어지는 모든 행동action의 기반이 된다. 각각의 요소들이 특정 행동에 관여하는 정도는 가변적이다. 다시 말해, 우리가 각자 다른 행동을 하더라도, 그 행동 안에는 이 네 가지 요소가 어느 정도 포함되어 있다는 뜻이다.

예를 들어, 무언가를 생각thought하기 위해 우리는 깨어있어야 한다. 자신이 잠자고 있는 것이 아니라 현재 깨어있다는 사실을 알기 위해서는 중력장 안에서 몸의 위치를 감지해서 알아차리고 있어야 한다. 생각을 하기 위해 움직임, 감각, 느낌이 관여되기 때문이다.

화를 내고 행복한 느낌feeling을 받을 때에도 특정 자세, 그리고 다른 사람 또는 사물과의 특정한 관계성이 형성되어야 한다. 즉, 느끼기 위해서 움직임, 감각, 생각이 관여해야 한다.

보고, 듣고, 만지는 것과 같은 감각sensation을 얻기 위해 우리는 흥미를 느끼거나 놀라워 해야 한다. 또는 자신의 관심을 끄는 무언가가 일어나고 있음을 인지해야만 한다. 이러한 감각에는 움직임, 느낌, 생각이 필수적인 요소로 관여한다.

움직임movement에는 적어도 한 가지 이상의 감각이 의식적, 무의식적으로 활용되고, 여기엔 느낌과 생각이 함께한다.

행동을 구성하는 이 네 가지 요소 중 한 가지라도 지나치게 줄어들어 거의 사라질 지경에 이르면, 존재 자체의 위기를 초래할 수 있다. 움직임 없이는 아주 짧은 순간도 생존하기 어렵다. 모든 감각이 박탈된 존재는 생명을 잃는다. 느낌이 없으면 생존에 대한 욕구가 사라지며, 이는 마치 질식사하는 기분이 들게 한다. 비록 반사적인 형태라도, 최소한의 생각이 없다면 딱정벌레조차 그리 오래 생존할 수는 없다.

습관이 변화를 고정시킨다

현실에서 자기이미지는 결코 정적이지 않다. 행동과 행동이 반복되는 과정에서 이 자기이미지는 점차 습관habits이 되며, 행동이 고정되면 불변하는 성격character이 된다.

자기이미지는 어린 시절에 형성되지만 이때는 변화율이 높아서, 이전에 습득했던 행동은 새로운 행동으로 쉽게 변모한다. 예를 들어, 아이는 태어난 후 몇 주만에 눈으로 보기 시작하며, 어느 날부터 서고, 걷고, 말한다. 유전적으로 물려받은 요소와 아이의 경험이 결합하면 점차 그 아이만의 서기, 걷기, 말하기, 느끼기, 듣기 방식이 결정된다. 그리고 인간의 삶에서 중요한 역할을 수행하는 거의 모든 형태의 행동들이 형성된다. 멀리서 보면 개인의 삶이 서로 비슷해 보이지만, 가까이서 보면 완전히 다르다. 그러므로 우리는 모든 인간에게 공평하게 적용되는 단어와 개념을 신중히 선별해서 사용해야만 한다.

자기이미지는 어떻게 형성되는가?

자기이미지와 움직임의 관계를 좀 더 자세히 관찰해보자. 본능, 느낌, 그리고 생각은 움직임과 연결되어 있다. 다시 말해, 본능, 느낌, 생각이 움직임과 결합하여 자기이미지를 창출한다.

뇌의 운동피질에 있는 특정 세포를 자극하면 특정 근육을 활성화시킬 수 있다. 요즘엔 대뇌 피질에 있는 세포와 근육의 활성화 사이에 상관 관계가 절대적이지도 않고 배타적이지도 않다는 연구 결과가 있다. 그럼에도 불구하고, 뇌의 특정 세포가 특정 근육에, 적어도 본질적이고 기본적인 움직임 차원에서, 상관 관계가 있다고 충분히 가정해볼 수는 있다.

개인적 행동과 사회적 행동

신생아가 하는 행동은 성인이 사회에서 하는 행동과 실질적으로 별 관계가 없어 보인다. 하지만 개인적인 차원에서 보면 신생아와 성인의 행동엔 근본적인 차이가 없다. 숨쉬고, 먹고, 소화하고, 배설하는, 이 모든 생물학적이고 생리적인 과정은 서로 동일하다. 하지만 성적인 행위는 예외이다. 성행위는 두 사람 사이에서 이루어지는 일이기 때문에 성인에게 있어 사회적 과정으로 볼 수 있다. 처음엔 개인적인 영역으로 치부되었지만, 현재는 성인의 성행위가 어린 시절의 자위행위에서 발전된 것으로 알려져 있다. 하지만 이러한 접근법은 한 개인이 온전한 사회적 성인으로 성숙하는데 실패하는 이유를 충분히 설명하지 못한다.

외부 세계와의 접촉

아이는 주로 입술과 입을 통해 외부 세계와 접촉한다. 아이의 입술과 입은 엄마를 인지하는 통로이다. 아이는 양손으로 더듬거리며 입과 입술이 하는 일을 보조한다. 사실 이미 입과 입술로 알아챈 것을 접촉으로 확인하는 것이다. 이 지점에서부터 벌써 아이는 신체의 다른 부위를 탐험하고 타인과의 관계성을 점차 발전시킨다. 이를 통해 거리와 부피에 대한 첫 번째 감각이 형성된다. 호흡하고 빠는 행동을 결합시켜 아이는 시간을 발견하는데, 호흡하고 빠는 동작을 하기 위해서는 입, 입술, 턱, 콧구멍, 그리고 그 주변 영역이 함께 움직여야만 한다.

운동피질에 기록된 자기이미지

태어난지 일 개월 된 아이 대뇌의 운동피질 표면에 아이의 근육 발달과 관련된 세포를 색칠한다면, 아이의 신체를 그대로 반영한 그림이 그려질 거라 예상한다. 하지만 실제로 색칠되는 곳은 아이 신체의 해부학적인 외양이 아니라 수의적인 행동을 나타내는 부위이다. 아이는 주로 입술과 입을 많이 움직이기 때문에, 칠해지는 영역 또한 입술과 입이 많은 영역을 차지하며, 관절을 열고 몸을 바로 세우는데 관여하는 항중력 근육은 아이의 수의적 통제 영역에 포함되지 않아 배제된다. 손도 마찬가지다. 항중력 근육과 손의 근육은 수의적 발달이 진행되면서 활성화되기 때문이다. 신생아의 대뇌피질에 그려지는 것은 입술과 입이 대부분을 차지하며, 상대적으로 네 개의 팔다리는 가는 볼펜처럼, 몸통 또한 짧고 가늘게 묘사된 기능적인 형태를 반영한 그림이다.

새로운 기능이 첨가될 때마다 자기이미지가 바뀐다

조금 더 자란 어린 아이 뇌의 수의적 통제voluntary control와 관련된 세포를 색칠한다고 가정해보자. 이 아이는 이미 걷는 법과 쓰는 법을 배웠기 때문에 신생아와는 매우 다른 형태의 기능적 그림이 그려진다. 이때도 입술과 입은 대부분의 그림 영역을 차지한다. 왜냐면 혀, 입, 입술을 움직여 말을 하는 것과 관련된 기능이 이전 그림에 더해졌기 때문이다. 여기에 또다시 큰 영역이 색칠된다. 바로 엄지를 움직이는 것과 관련된 세포 영역이 크게 부각된다. 특히 오른쪽 엄지손가락을 활성화시키는 세포 영역이 왼손 엄지손가락 영역보다 더 크게 보일 것이다. 손으로 하는 대부분의 움직임에서 엄지가 많은 역할을 차지하는데, 특히 오른손 엄지는 글을 쓸 때 더 큰 역할을 한다. 이 그림에서는 엄지손가락과 연계된 피질 영역이 다른 손가락 영역보다 크게 보일 것이다.

운동피질에 담긴 근육이미지는 개인마다 독특하다

이 그림을 매년 계속해서 그려 나간다면 매번 그 형태가 변한다. 그리고 그림의 형태 또한 개인마다 매우 다양해질 것이다. 글쓰는 법을 배우지 않은 사람이라면 엄지 그림이 여전히 작게 남아 있을 것이다. 이는 쓰기와 관련된 뇌 세포가 활용되지 않았기 때문이다. 악기 연주하는 법을 배운 사람은 그렇지 않은 사람에 비해 세 번째 손가락 그림이 좀 더 크게 부각될 것이다. 언어를 여러 개 배운 사람, 노래를 하는 사람은 호흡, 혀, 입 등을 움직이는 근육이 활성화되어 이와 관련된 피질 영역이 좀 더 크게 보이게 된다.

근육 이미지만이 관찰의 기반을 이룬다

다양한 실험을 통해, 생리학자들은, 적어도 기본적인 움직임에 있어, 뇌의 운동피질과 관련된 신체 영역을 나타내는 그림을 발견했고, 이를 호문쿨루스homunculus라 명명하였다. 이는 "자기이미지"라는 개념을 지지하는 견고한 기반이 된다. 적어도 기본적인 움직임basic movement 차원에서 그러하다. 하지만 움직임 이외에 감각, 느낌, 생각과 관련되어 유사한 실험적 증거를 얻진 못하였다.

자기이미지는 잠재력보다 크기가 작다

우리가 지니고 있는 자기이미지의 크기는 실제 잠재력의 크기보다 작다. 자기이미지는 실제로 사용한 세포 집단이 모여서 형성된 것인데, 이들 세포의 개수보다 중요한 것은 세포 사이의 연결성과 그에 맞춰 형성되는 다양한 패턴들이다. 예를 들어, 몇 개의 언어를 마스터한 사람은 그렇지 않은 사람보다 더 많은 세포를 활용해 더 많은 조합을 만들 수 있다. 전세계에 흩어져 사는 소수의 교포 사회 아이들 대부분은 적어도 두 개 이상의 언어를 구사한다. 이 아이들의 자기이미지는 모국어만 사용하는 아이들에 비해 좀 더 그 가능성을 최대로 활용하는 형태에 가깝다.

이러한 법칙은 언어 이외의 다른 모든 활동에서도 동일하게 적용된다. 우리가 지닌 자기이미지는 실제 잠재력보다 작거나 제한되어 있다. 서른 개에서 일흔 개 정도의 언어를 아는 사람도 존재하는데, 이를 볼 때 인간은 전체 잠재력 가운데 평균 약 5% 정도의 자기이미지만을 활용한다고 추정할 수 있다. 대부분의 국가와 문화에서 살아가는 수천 명의 사람들을 체계적으로 관찰하고 치료하는 과정에서, 나는 우리가 지닌 잠재력의 겨우 일부만을 활용한다는 사실을 확신하게 되었다.

목적을 달성하는 순간 부정적인 결과가 발생한다

목적을 달성하기 위해 무언가를 배우는 과정에 부정적인 측면이 존재한다. 원하는 목적을 달성하기 위해 필요충분한 기술을 마스터하는 순간 배움을 멈춘다는 점이 바로 그것이다. 예를 들어, 우리는 보통 스스로 납득할 만큼의 수준에 도달하면 말하는 기술을 발전시키지 않는다. 하지만 연기자처럼 명확하게 말을 해야하는 이들이라면 자신의 분야에서 필요한 잠재력을 최대치까지 끌어올리기 위해 수년 동안 말하기 기술을 단련해야 한다. 우리가 자신의 발전이 저해받고 있다는 사실을 인지하지도 못하고, 겨우 5% 정도의 잠재력만을 사용하며 살아가는 이유는 매우 복잡하다. 이는 개인의 성장과 발달 과정뿐만 아니라 자신이 나서 자라는 사회의 문화적, 경제적인 측면이 내적으로 서로 영향을 미치기 때문이며, 이러한 상황은 복잡하게 얽혀 있다.

교육은 자신이 속한 환경에 종속되는 경향이 있다

생명의 목적을 아는 이는 아무도 없지만, 한 세대가 받은 교육은 다음 세대로 면면히 이어져 왔다. 이때 전해지는 교육은 이전 세대가 습관적으로 해왔던 생각의 연장일 뿐이었다. 인간이 존재한 이래로 삶은 힘든 투쟁의 연속이었고, 자연 환경은 인지 능력이 없는 생명체에게 그다지 인자하지 않았다. 오랜 시간 지구에서 살아온 수많은 인간들 또한 자신이 속한 사회 속의 삶이 그리 만만치는 않았다. 이렇게 스트레스 가득한 삶 속에서 이루어지는 교육 또한 오직 이전 세대가 겪었던 것과 비슷하거나, 다음 세대에게 필요하거나, 적절히 전달 가능한 형태로 계속 이어져 왔다.

개인의 발전이 최소화되어야 사회의 니즈를 만족시킨다

성장하고 성숙하여 가능성을 극대화시키는 것은 생명체가 지닌 기본 속성이다. 하지만 그 가능성의 정도는 주로 사회, 경제적인 여건에 좌우되어 왔다. 특히 인간이 살아가는 사회에서는 주로 다수 대중의 가능성을 최소화하는 방향으로 흐름이 전개되어 왔다. 이러한 환경 속에서 개인의 잠재력은 이른 청소년 시기에 억제된다. 보통의 사회는 어린 세대에게 그 사회를 살아가는데 유용한 지식만을 최소 수준으로 받아들이도록 요구한다. 그 이상의 트레이닝은 오직 특정 영역에서 실용적이거나 전문적인 지식을 습득하는 형태로 고착된다. 그러니 개인의 근본적인 발전은 우연적인 형태나 예외적인 경우로 발현될 뿐이다. 오직 특별한 사람만이 자기이미지를 지속적으로 발전시켜 내면의 잠재력을 극대화하는 경지에 이른다.

개인의 발전이 저하되고 가능성이 충족되지 못하는 악순환이 반복된다

앞의 논지에 따르면, 대부분의 사람들은 자신이 지닌 잠재력의 극히 일부분만을 성취한다는 사실이 명백해진다. 오직 소수의 사람들만이 다수 대중이 지닌 잠재력을 뛰어 넘는데, 이는 그들의 잠재력이 더 높아서라기보다 자신의 가능성을 좀 더 높은 비율로 활용하는 법을 배우기 때문이다. 동일한 잠재력을 지닌 사람은 없다. 하지만 잠재력을 좀 더 크게 발휘하는 소수의 사람들은 평균적인 대중에 비해 더 높은 가능성에 도달하는 것이 사실이다.

가능성과 잠재력이 제대로 발휘되지 못하고 고착되는 악순환은 어떻게 일어나는 걸까? 잠재력이 제한된 상태에서 스스로 만족하며 이를 합리화하는 태도 또한 어떻게 형성되는 걸까? 이는 매우 호기심을 자극하는 질문이다.

발전을 저해하는 생리적 과정

다른 모든 생명체와 마찬가지로 인간 또한 탄생 초기엔 발달에 필요충분한 모든 기능을 활용해 생명을 영위한다. 다시 말해, 인체를 구성하는 세포는 다른 생명체를 구성하는 세포와 마찬가지로, 성장하면서 특화된 기능을 수행한다. 이는 신경 세포에서도 마찬가지다. 신경 세포 각각은 자신이 속한 유기체의 생존을 위해 기능하며 해당 세포의 삶을 살아간다. 하지만 전체 유기체를 구성하는 다수의 세포 중 비활성 상태로 살아가는 세포도 많다. 이는 두 개의 서로 다른 과정에서 기인한다. 첫 번째는, 활성화되는 세포가 있으면 억제되는 세포도 생기는 경우이다. 유기체의 특정 세포가 활성화되어 지속적으로 활동하면, 일련의 다른 세포들은 억제되어 거의 정적인 상태에 빠지곤 한다.

두 번째는, 특정 세포의 기능이 전혀 성숙한 상태에 도달하지 못하는 경우이다. 유기체는 이런 세포에게 명령을 내리지 않는다. 이는 해당 세포가 유기체 내에서 전혀 가치 있는 기능을 하지 못하거나, 또는 유기체가 원하는 방향성과 다른 기능을 하기 때문이다. 이 두 과정은 매우 흔하다. 사회적 조건에 따라 그 사회 구성원이 오직 자신이 속한 사회에 유용한 존재로서만 기능하면 그 가능성이 최소화되는 것도 이와 유사하다.

인간은 사회적 가치에 따라 자신을 평가한다

현대 사회는 진보를 향해 나아가지만, 그 결과는 실망스러울 정도이다. 이 사회는 물질적 가치로 인간을 평가한다. 잘못은 진보의 목적 자체가 아니다. 물질적 진보가 견고하게 받쳐주는 것이 나쁠 것은 없다. 하지만 사회를 구성하는 개인들이 자기이미지를, 그게 옳든 그르든, 사회가 추구하는 물질적 가치에 맞추어 자기 정체성을 확립한다는 것이 문제다. 심지어 교육을 통해 어느 정도 의식이 깨인 사람조차도 각인된 물질적 이미지패턴에서 자유로워져 타인과 다르게 행동하려 하지 않는다. 그렇기 때문에 같은 행동을 하고, 같은 목적을 지닌 사람들이 이 사회에 점점 넘쳐나고 있다. 사람들마다 유전적 차이가 분명히 존재하는데도 자신이 속한 사회에 의해 부여된 물질적 가치를 벗어나려 시도하는 사람이 많지 않다. 네모난 구멍에 둥그런 못을 박아 넣듯, 인간은 애를 써가며 자신의 선천적 독특함을 포기하려 한다. 실패할 것이 뻔한데도 스트레스를 받아가며 사회가 원하는 가치에 정체성을 맞춰가려고 안달이다. 그렇게 하지 않으면 미래의 불이익을 받을 것 같은 강박에서 헤어나지 못하는 것이다. 현대 사회를 살아가는 이들의 뇌리에 각인된 이러한 강박은 자신의 진정한 성장을 추구하며 앞으로 나아가려 의지를 낼 때 타파할 수 있다. 그렇게 되면 개인이 지닌 독특함이 발전하여 열매를 맺는 경지에 이르게 될 것이다.

성취력을 기준으로 아이를 판단하면 아이의 자율성이 저하된다

대체로 아이들은 어린 시절부터 타인으로부터 평가를 받는다. 하지만 이때는 주로 아이의 성취력보다 아이 자신에 대한 평가가 이루어진다. 자신의 아이를 그 성품에 적합하게 대하는 가정이 있는 반면, 주로 성취력으로 평가하는 가정도 있기 마련이다. 성취력으로 평가하는 가정에서 자란 아이는 어린 나이에도 자율성을 상실할 수 있다. 이런 아이는 청소년기에서 습득해야 하는 자율성을 제대로 만끽하지 못한 채로 어른이 될 것이다. 자율성이 부족한 어른은 종종 상실된 청소년기에 대한 갈망을 무의식 안에 간직한다. 그 결과 본능적으로 잃어버린 청소년기에 부정되었던 자율성을 계발하고픈 욕구에 휩싸이게 된다.

자기의 가치를 인식해야 자기개발이 이루어진다

비록 사회 구성원으로서의 가치가 반감되더라도, 성인이 되어 자기이미지를 개선시키고 싶다면 먼저 개인으로서 자신의 가치를 인식해야 한다.

태어나면서부터 또는 청소년기부터 장애를 안고 살아가는 사람들이 있다. 이런 장애를 지닌 사람들 중에는, 자신이 지닌 명백한 단점을 타인의 눈 앞에 드러내며 살아가는 과정에서, 오히려 자신의 자존감을 획득하고 또 충분히 타인을 포용하는 인간성에 도달하는 이들이 있다. 이는 보통의 건강한 인간이 결코 도달하기 힘든 경지이다. 하지만 자신의 장애를 열등한 것으로 간주한 후 이를 순수한 의지의 힘으로 극복한 사람들 중에는 마음이 지나치게 견고하며 강퍅한 어른으로 성장하는 이들도 있다. 이들은 별 잘못이 없는 동료들에게 자신의 힘들었던 삶을 되갚음 하려는 마음을 지니기도 한다. 사실, 속으로는 이러한 상황을 바꾸고 싶지만, 오랜 시간 형성된 마음의 견고함으로 인해 자신의 태도를 바꿀 수 없는 한계 상황에 처하는 이들도 있다.

자기개발을 높이기 위해서는 행동이 필요하다

자기의 가치를 인식하는 것이야말로 자기개발의 시작점이다. 하지만 진정한 자기개발 self-improvement이 이루어지려면 자기 the self를 내려놓아야 한다. 자존심 self-regard을 추진력으로 삼는 태도를 내려놓아야 자신이 충분히 만족할 만한 자기개발을 이룰 수 있다는 뜻이다. 성숙해 가면서 점점 발전하기 위해서는, 자신의 존재 전체가 자신이 하는 행동과 그 방식에 점진적으로 집중되어야 한다. 중요성이 높은 행동에 집중하라.

초기에 형성된 행동패턴을 변화시키기는 쉽지 않다

사람들은 자기이미지를 타고난 것으로 간주하곤 한다. 하지만 자기이미지는 사실 개인의 경험적 산물이다. 보통 사람들은 타고난 외양, 목소리, 사고방식, 태어난 환경, 그리고 시공간과 맺는 관계를 선천적인 것으로, 무작위적으로 주어진 것으로 받아들인다. 반면 자신과 타인의 관계, 그리고 사회와의 관계 등은 오랜 훈련의 결과로 여기며 선천적인 것보다 중요하게 생각한다. 실제로 걷고, 말하고, 읽는 행위, 그리고 사진에서 보는 이미지를 삼차원 입체로 인식하는 방식은 한 개인이 오랜 시간 학습을 통해 습득한 기술에 해당된다. 하지만 이러한 것들 또한 대부분 자신이 태어난 장소, 시대에 따라 무작위적으로 결정된다.

모국어가 아닌 외국어를 습득하는 것은 쉬운 일이 아니다. 외국어를 배울 때 그 언어의 발음을 익히거나 문장 구조를 습득하는 과정에서 모국어가 끊임없이 간섭하기 때문이다. 정리하자면, 이미 습득되어 각인된 행동패턴은 다른 행동패턴의 습득을 방해한다.

예를 들어, 국가에 따라 국민들이 자리에 앉는 방식이 서로 다르다. 그래서 이미 익숙한 자국의 앉기 방법이 아닌 새롭게 앉는 법을 배우는 것은 쉬운 일이 아니다. 앉기패턴은 어린 시절에 결정되지만 유전적으로만 결정되는 요소가 아니며, 오히려 자신이 태어난 환경과 우연의 산물이다. 이렇게 이미 습득되어 결정된 패턴 대신 새로운 형태의 신체 움직임, 느끼는 방식, 사고패턴을 배울 때엔 어려움이 따를 수밖에 없다. 사실 어떤 습관이든 이미 결정되어 각인된 것을 변화시키는 일은 쉽지 않다. 자신이 지닌 습관이 어디에서 기인하든, 하나의 행동패턴을 다른 행동패턴으로 단순히 대체하는 형태로 문제가 해결되지 않는다는 뜻이다. 행동패턴이 진정으로 바뀌기 위해서는 역학 관계에 있는 모든 요소들이 고려되어야 한다. 다시 말해 오래된 패턴을 대체할 만한 새로운 방법이 적용되어야 한다.

인간은 자기 신체의 많은 부분을 인지하지 못하고 살아간다

등을 바닥에 대고 누워 몸통의 좌우를 대칭적으로 느껴보라. 그런 다음 손과 발, 머리에도 의식을 집중해보라. 아마 어떤 부분은 쉽게 느껴지지만, 아예 안 느껴지거나 느낌이 저하되어 딱딱해져 있는 곳을 발견하게 될 것이다.

손끝과 입술은 상대적으로 잘 느껴지지만 목과 머리 뒤쪽, 대략 양쪽 귀를 연결한 부위는 잘 안 느껴진다. 당연히 자신의 몸을 느끼는 정도도 개인차가 있다. 이는 자기이미지의 형태에 따라 결정된다. 일반적으로, 몸 전체를 고르게 인지할 수 있는 사람은 거의 없다. 몸에서 쉽게 인지되는 곳은 보통 일상에서 활용도가 높은 부위이고, 아예 안 느껴지거나 느낌이 저하된 곳은 살아가면서 직접적으로 활용되지 않아서 자신의 행동패턴과 관련된 자기이미지에서 거의 상실된 부위이다.

노래를 못하는 사람은 노래를 할 때 활용되는 신체 부위를 거의 인지하지 못한다. 물론 해부학적 지식을 습득해 이미지 형태로 노래와 관련된 기관을 기억할 수는 있다. 하지만 노래할 때 울리는 입과 귀 안쪽 공간의 밀접한 연관성을 감각적으로 인지하진 못한다. 가수들이 노래할 때의 호흡법 또한 느끼기 어렵다. 이는 다리가 없어 점프할 수 없는 사람이 정상적인 사람이 점프할 때 활용하는 신체 부위를 제대로 인지하지 못하는 것과 비슷하다.

완벽한 자기이미지를 지닌 사람은 거의 없다

몸에 있는 모든 관절뿐만 아니라 등쪽, 측면 부위, 다리 사이 등을 포함한 체표면 전체를 제대로 인지할 수 있다면, 온전한 자기이미지를 갖게 될지도 모른다. 하지만 이 정도로 이상적인 경지의 신체 인지를 지닌 사람은 없다. 실제 자기이미지는 이상적인 자기이미지에서 극히 제한적인 섹터를 차지하며, 자기이미지의 한계는 행동의 한계를 불러온다. 몸을 한 위치에서 다른 위치로 이동시키거나, 특정 동작을 하다 다른 동작을 할 때, 각각 다른 신체 부위가 활용되며, 이때 활용되는 부위는 자기이미지가 반영된다는 것을 어렵지 않게 알 수 있다. 물론 익숙하게 반복되는 일상 동작을 통해 이를 관찰하기는 어렵다. 하지만 자신의 다리 움직임을 인지하기 위해 평소와 다른 동작을 해 보면, 평상시엔 인지하기 어려웠던 다리의 길이, 두께, 그리고 자세와 동작이 변할 때 다리의 상태를 어렵지 않게 인지할 수 있다.

좌우 팔에 대한 인지가 서로 다르다

눈을 감고 입을 크게 벌린 다음 오른손 엄지와 검지로 자신의 입 크기를 재보라. 이번엔 양손 검지 손가락으로 다시 입 크기를 재본다. 입 크기를 이렇게 두 가지 방식으로 다르게 재보면 두 개의 크기 값이 서로 다르다는 것을 알 수 있다. 이런 방식으로는 실제 입 크기를 측정할 수도 없지만, 두 값 중 하나가 몇 배 크거나 작게 느껴질 수도 있다.

다시 눈을 감고, 양손바닥을 적당히 벌려 가슴에 대고 가슴 두께를 재 본다. 한 번은 양손을 수평으로, 또 한 번은 양손을 수직으로 해서 재 보면, 두 개의 값이 꽤 다르다는 것을 느낄 수 있다. 물론 두 값 중 어떤 것도 진실에 가까운 값은 아니다.

이번엔 눈을 감고 양팔을 앞으로 뻗는다. 양손 사이는 어깨 넓이를 유지한 상태에서, 오른손 검지 손가락에서 빛이 뻗어 나와 왼쪽 눈으로 들어가고, 왼손 검지 손가락에서 빛이 뻗어 나와 오른쪽 눈으로 들어간 다고 상상하라. 그런 다음 오른손 엄지와 검지를 모아서 빛으로 이어진 두 선이 교차하는 지점을 찍어 본다. 이제 눈을 뜬 후에 교차점 위치를 확인한 후 둘을 비교해 본다. 이 두 지점이 서로 다르다는 것을 알 수 있을 것이다.

자기이미지가 충분히 온전해서 이런 방식으로 교차점을 찍을 때 눈을 감고 잰 지점과 눈을 뜨고 잰 지점이 거의 비슷하게 나오는 사람 도 없진 않다. 이번엔 눈을 감고 왼손 엄지와 검지를 이용해 교차점을 찍는 실험을 반복해 보라. 그러면 앞에서와는 또 다른 위치가 선택될 확률이 높다.

평균 추정값은 최상의 값과 많이 다르다

평소 하지 않던 동작을 통해, 앞에서 했던 교차점 측정 실험과 같은 것을 하면 일반적으로 그 정확성이 떨어진다. 자기이미지는 보통 익숙한 동작을 통해 형성된다. 그렇기 때문에 평소 자주 활용하는 감각으로 교차점을 측정했을 때 실제와 근접한 값을 얻을 수 있다. 보통 인간은 몸의 뒤쪽이나 머리 위쪽보다는 눈 앞쪽 영역을 더 정확히 파악한다. 앉은 자세나 선 자세처럼 평소에 자주 해서 익숙한 자세에서도 측정값의 정확성이 증가한다.

만일 눈을 감고 측정한 값과 눈을 뜨고 측정한 값의 차이가 20 또는 30퍼센트 미만이라면, 정확도가 평균값 안에 있다고 간주할 수 있다. 하지만 이 정도 정확도 차이라고 해서 충분한 것은 아니다.

인간은 자기이미지에 따라 행동한다

이미지와 현실 사이의 편차는 300퍼센트 또는 그 이상일지 모른다. 특정 자세에서 눈을 뜨고 폐 안의 공기를 최대한 내보낸 후 가슴의 두께를 감지해 보라. 그런 다음 눈을 감은 상태에서도 시행해 본다. 둘의 차이를 비교하면, 눈을 감고 했을 때 가슴이 훨씬 더 납작하게 느껴진다. 심지어 몇 배 이상 차이가 나기도 한다. 다시 말해 폐에 공기를 가득 채운 상태에서 타인을 대하면 자신이 훨씬 확장된 느낌을 선사받는다. 가슴을 활짝 펴서 공기로 폐를 채우고 다른 이를 만나면 기분이 고양된 것처럼 느껴지는 이유이다.

마찬가지 원리로, 머리, 어깨, 복부를 긴장시키는 자기만의 방식, 목소리를 내서 표현하는 방법, 그리고 안정된 자세에서 자신을 타인에게 소개하는 매너, 이 모든 행동의 기반엔 자기이미지가 존재한다. 하지만 주변 사람들에 의해 평가를 받는 방식에 따라 자기이미지는 실제 자신이 원하는 것보다 깎여 나가거나 과장될 수 있다. 오직 자신만이 외부에 보여지는 가상의 자신과 진짜 자신의 차이를 구분할 수 있다. 하지만 모든 사람들이 이러한 구분을 쉽게 할 수 있는 것은 아니다. 물론 경험 많은 다른 이들의 도움을 받는다면 좀 더 쉽게 차이를 구분할 수도 있다.

자기이미지는 단일한 동작을 바꾸는 것보다 체계적인 접근으로 전체를 교정하는 편이 낫다

지금까지 자기이미지에 대해 계속 이야기해 왔다. 자기이미지는 단일한 동작 또는 잘못된 행위를 조금 바꾸는 방식보다는, 체계적으로 접근하여 교정해야 좀 더 빠르고 효율적으로 변화시킬 수 있다. 단편적인 방식으로 자기이미지를 변화시키는 것이 쉽지 않다는 뜻이다. 이미지와 현실 사이의 편차가 있지만, 초기값을 제대로 확립하면 자기이미지를 전체적으로 변화시키는 일이 쉬워진다. 이는 마치 조율이 잘된 피아노를 연주하는 것과 비슷하다. 연주하기에 앞서 조율을 먼저 한다면 연주 결과는 갈수록 진보한다. 마찬가지로 자기이미지를 체계적으로 변화시키면 자신의 행동패턴 또한 조율된 악기를 연주하는 것처럼 발전한다.

자기이미지

AWARENESS THROUGH MOVEMENT

발전의 층차

첫 번째 단계: 자연적인 방식

모든 인간 행동에는 세 단계로 구분 가능한 발전의 층차가 존재한다. 아이들은 말하고, 걷고, 싸우고, 춤추고, 쉰다. 역사 이전 사람들도 말하고, 달리고, 싸우고, 춤추고, 쉬었다. 처음엔 이 모든 행동이 "자연적으로" 이루어졌다. 이는 동물이 살아남기 위해 반드시 해야만 하는 행동과 똑같다. 비록 이런 행동들이 자연적으로 이루어지지만 결코 단순하지는 않다. 인간의 행동은 그게 아무리 단순하게 보여도 놀라운 신비를 내포한다. 철새가 먼 거리를 날아 집으로 돌아오거나, 벌이 벌집을 어렵지 않게 만드는 행동과 마찬가지로 기본적인 인간 행동 또한 자연적이며 신비롭다.

자연적인 행동은 보통 타고 난다

인간이 하는 자연적인 행동은 대부분 비슷하다. 모든 철새나 벌이 비슷한 행동을 하는 것과 마찬가지다.

이 세상엔 다양한 종족들이 살아가지만, 외딴 섬에서 살아가는 외로운 가족들도 자연스럽게 말을 한다. 이들은 달리고, 싸우고, 옷을 입고, 수영하고, 춤추고, 바느질하고, 양모를 직조하고, 가죽을 무두질하고, 바구니를 만드는 등의 행동을 하며 살아간다. 이러한 인류의 초기 생활 방식이 여전히 변하지 않고 지속되는 곳이 있는 반면, 기본적인 행동 방식이 발전하고 분화된 곳도 있다.

두 번째 단계: 개인화

새로운 발전이 이루어지는 시간과 장소에선 늘 특별하고 개인적인 단계가 펼쳐진다. 자연적인 행동을 수행할 때 누군가는 본능이 아니라 특화되거나 개인화된 형태의 행동을 한다는 뜻이다. 또 누군가는 자신만의 방식으로 표현하며 기존과는 다른 특별한 요령으로 달리는 법을 발견할 수도 있으며, 누구는 기존과는 다른 형태로 직조하는 법, 바구니를 만드는 법, 또는 자연스럽게 해오던 방식과는 다른 자기만이 할 수 있는 차별화된 방식을 깨우치게 된다. 이렇게 개인화된 방식에 남다른 이점이 있다는 것을 알게 되면 다른 이들도 그것을 배운다. 이와 비슷한 방식으로 오스트리아 원주민들은 부메랑 던지는 법을 배우고, 스위스인들은 요들송 부르는 법을 익혔다. 일본인들은 유도를, 폴리네이시아인들은 크롤스트로크crawl stroke 기법으로 수영하는 법을 알게 되었다. 이게 바로 발전의 두 번째 층차인 개인화 단계이다.

세 번째 단계: 기법과 전문성

어떠한 과정이 여러 가지 방법으로 수행되면, 한 개인이 수행하는 방식과는 다르게 해당 과정 자체에서 중요성을 발견하는 사람이 생긴다. 개인적으로 수행하던 일 중에서 공통된 무언가를 찾아내 그 과정을 일반화하여 정의하기 때문이다. 이게 바로 발전의 세 번째 단계이다. 어떠한 과정이 축적된 지식에 따라 특수한 기법으로 수행되는 전문화 단계에 이르면 자연스럽게 할 수 있는 수준을 훌쩍 넘어서게 된다.

문명이 교류해 온 역사를 살펴보면 이 세 번째 단계가 예외 없이 이루어진 사례를 무수하게 발견하게 된다. 인문주의 시대가 시작되던 때 사람들은 놀라운 회화 기법을 발견했다. 레오나르도 다빈치는 원근법에 대한 기본 원리를 활용해 그림을 그렸지만, 이 원근법 원리가 몽즈Monge에 의해 온전히 정의된 것은 19세기에 들어와서였다. 이때부터 비로소 모든 미술 학교에서 원근법을 가르치게 되었다.

학습된 기법은 자연적인 방식을 넘어선다

자연적인 방식이 많은 이들에게 습득되어 점차 "전문성"을 가진 기법으로 발전하는 것을 주변에서 심심치 않게 발견하게 된다. 전문성이 중요한 가치로 받아들여지는 사회에서는 한 개인이 자연적 기법을 독점적으로 갖는 것을 거부한다. 다시 말해 개인이 자기 맘대로 기법을 쓰기 보다는 사회에서 통용되는 방식을 쓰도록 강제받는다는 뜻이다.

예를 들어, 과거의 출산은 자연요법에 따라 이루어졌기 때문에, 일반 여성들은 출산시 서로 돕는 법을 알고 있었다. 하지만 산파술이 사회적으로 학습된 기법으로 받아들여진 후엔 자격증을 지닌 산파들이 그 일을 대신하게 되었다. 그래서 현재는 일반적인 여성들이 더 이상 출산시 서로를 돕지 못하는 사회로 변모했다.

자연적으로 또는 직관적으로 쓰이던 기법이 개인화 단계를 거쳐 일련의 체계적인 시스템으로 발전한 모습을 요즘 사회에서는 어렵지 않게 관찰할 수 있다. 예전엔 자연적으로 누구나 하던 일들이 점차 전문성을 지닌 전문가에게로 이양되고 있는 것이다. 사실 겨우 백 년 전만 하더라도 사람들은 정신병자들을 자연스러운 방식으로 대하였다. 그런데 요즘엔 집 인테리어를 하기 위해서도 인테리어 전문가가 필요하다. 심지어 가구를 배치하고 집을 꾸미는 인테리어 사업까지 나타났다. 똑같은 일들이 다른 많은 영역에서 일어나고 있다. 수학, 노래, 연기, 전쟁, 기획, 사고 등, 모든 분야에서 예전엔 자연적으로 누구나 했던 개인적인 행동들이 점점 시스템화되고 전문화되는 방향으로 발전하고 있다.

단순한 행동일수록 발전이 지체된다

단순하고 좀 더 일반적인 행동일수록 자연스러운 방식으로 이루어지고, 발전의 세 번째 층차인 전문적이고 시스템화된 단계까지 이르는 데 오랜 시간이 걸린다고 한다. 카펫을 직조하는 일, 기하학, 철학, 수학처럼 복잡한 일은 수천 년 전부터 체계화의 과정을 거쳐 발전하였다. 하지만 걷기, 서기 등과 같이 단순한 행동들은 이제서야 겨우 세 번째 단계에 이르고 있다는 점을 보면 이를 알 수 있다.

인생을 살아가면서, 모든 사람들은 발전의 세 가지 단계를 경험한다. 하지만 어떤 행동은 겨우 첫 번째 또는 두 번째 발전 단계에서 머무르는 경우도 많다. 모든 사람들은 특정 시기에 특정한 사회에서 태어나고 자라면서 다양한 행동과 기법들을 습득한다. 이때 배우는 행동 중 어떤 것은 발전의 첫 번째나 두 번째 단계에 있는 것일 수도 있고, 어떤 것은 세 번째 단계에 이른 것도 있다.

발전 단계를 명확히 정의하는 것은 쉽지 않다

모든 사람들은 자신이 태어난 시대에 적응하며 살아간다. 그런데 사회 속에서 사람들이 자연스럽게 습득한 행동이 자신의 발전에 한계를 가하거나, 때로는 사회 발전에 한계를 가하기도 하며, 이 중 어떤 행동은 두 번째 발전 단계 또는 세 번째 발전 단계에 이르기도 한다. 개인이 자신의 행동을 사회에 적응시키는 과정은 결코 쉽지 않다. 이유는 행동 발전의 과정이 불명확하기 때문이다. 어떤 때 자연적인 방식에 의존해야 할지, 아니면 아주 새롭게 바닥부터 시작할지, 아니면 특수한 기법이 필요한 단계를 학습할지 구분하기 어렵다.

노래를 잘 못 부르거나 춤을 잘 못 추는 대다수의 사람들이 흔히 하는 말이, 그 방법을 제대로 배운 적이 없다는 것이다. 하지만 노래 잘 하고 춤 잘 추는 능력을 타고나는 사람도 많다. 이들은 자신이 훈련받은 가수나 댄서보다 훨씬 뛰어나다는 점을 확신하기도 한다. 드럼 치는 법, 높이 뛰기, 멀리 뛰기, 플룻 연주, 또는 퍼즐을 내고 푸는 법 등, 이 모든 행동을 하는데 필요한 기법을 배운 적이 없기 때문에 못한다고 말하는 사람들이 많지만, 사실 초기 인류들은 이런 것들을 배우지 않고도 자연스럽게 즐겼다. 하지만 오늘날엔 주변에서 그 방법을 충분히 배울 수 있는데도 불구하고 감히 스스로 배울 시도를 하지 않는 이들도 많다.

초기 인류가 일상적으로 자연스럽게 하던 춤추고 노래하는 일들을 우리도 어린 시절에 어느 정도 배웠다. 하지만 특정한 사회 안에서 살아가며 체계화된 기법, 전문화된 기법들을 주로 배우다 보니, 어린 시절에 했던 행동들이 자연스럽게 자기이미지 안에서 점차 지워지게 되었다. 이는 시스템이 가하는 거대한 힘에 잠식 당한 걸로 볼 수도 있다. 이에 따른 부작용도 존재한다. 바로 사회 안에서 유용한 사람일지라도 자율성이 부족해질 수 있다는 점이다. 이들은 자신이 체계적으로 습득하여 전문성을 확보한 영역 밖에서 살아가는데 큰 어려움을 겪곤 한다.

이제 다시 앞에서 이야기 했던, 자기이미지를 평가하고 발전시키는 일의 필요성에 대해 생각해 보라. 우리는 특별한 지식 없이, 우연의 산물로 형성된 자기이미지가 아니라 자신의 타고난 성향과 재능에 따라 살아갈 수 있다.

발전의 세 번째 단계라고 해서 문제가 없는 것은 아니다

체계적으로 확립된 행동이라고 해서 반드시 장점만 존재하는 것은 아니다. 이러한 행동의 문제는 바로 많은 사람들이 그 전문성 때문에 외려 기피한다는 점이다. 지나친 전문성을 필요로 하는 것처럼 보이는 행위들도 사실 어느 정도 대부분의 사람들이 시도하면 할 수 있는 일들이다. 그럼에도 불구하고 그 전문적 행위의 첫 번째나 두 번째 단계도 시도하지 못하고 포기하게 되는 현상이 발생한다. 물론 전문적인 단계 자체는 중요하다. 이유는 그 체계성 때문이다. 환경과 외적 영향으로 인해 혼자서 익혔을 경우, 전혀 다른 방향으로 비틀리거나 발전이 불가능했을 일들도 체계적인 행동 방법과 지침을 통해 원하는 목표 지점에 도달할 수 있다. 그러므로 체계적으로 배우고 인지하는 일은 인간 행동의 모든 영역을 살펴볼 수 있는 힘을 제공한다. 이를 통해 우리는 자유롭게 행동하고 숨을 쉴 수 있는 자신만의 공간을 발견할 수 있다.

발전의 층차

AWARENESS THROUGH MOVEMENT

어디서, 어떻게 시작할 것인가?

인간을 발전시키는 수련법

타인에 의해 이루어지든 아니면 자기 자신의 노력에 의해 이루어지든, 인간을 발전시키는 수련법들은 역사를 통해 지속적으로 우리를 사로잡아 왔으며, 그 목적을 실현해 줄만한 시스템 또한 고안되어 왔다. 다양한 종교 전통에서 인간을 발전시키는 수행법이 기술되어 온 것을 보면 이를 알 수 있다. 본능에 따라 충동적으로 행동하는 인간을 자유롭게 해줄만한 분석 시스템들 또한 여러 형태로 발전되어 왔다. 티벳, 인도, 일본에서 종교 "내부"에서만 "비전祕傳" 되어 오던 수행법들도 역사의 흐름에 따라 여러 경로로 전파되었는데, 심지어 이들 비전의 수행법은 유대교에도 영향을 미쳤다. 겉으로는 그렇게 보이지 않지만, 유대 카발라 신학자들cabalists과 세상엔 잘 알려져 있지 않은 소수의 "무사르(옮긴이 - Mussar, 도덕주의자)"들은 동양의 선Zen과 인도의 라자 요가 Raja Yoga에서 많은 영향을 받았다.

요즘엔 일련의 암시와 최면(집단 최면이든 개인 최면이든 상관없이) 기법들도 성행하고 있다. 암시와 최면을 하는 사람들은 이를 일종의 "기법"으로 간주하는데, 적어도 50가지 이상의 기법들이 여기저기에서 활용되고 있다.

인간의 존재 상태

인간의 존재 상태를 구분하는 두 가지 통용된 방식이 있다. 하나는 깨어있는waking 상태이고 다른 하나는 잠자는sleeping 상태이다. 여기에 세 번째, 인지awareness 상태를 정의해 볼 수 있다. 인지란 깨어있는 동안 자신이 하는 행동을 정확히 아는 상태이다. 이는 우리가 가끔 잠을 자며 꿈 꾼 내용을 깨서 알아채는 것과 비슷하다. 예를 들어, 요통을 겪은 후 엑스레이를 찍으니 한쪽 다리가 다른쪽 다리보다 더 짧다고 진단받은 40대 남자가 있다고 해보자. 의사의 진단을 받은 후 자신의 상태를 인지한 이 남자의 경우를 보면, 실상 깨어있는 상태가 인지 상태라기 보다는 오히려 잠자는 상태와 닮았다는 것을 알 수 있다.

잠은 인간에게서 잠재력을 이끌어내기 용이한 상태로 간주되곤 한다. 에밀 쿠에Émile Coué는 막 잠이 드는 순간은 자기암시autosuggestion를 위해, 그리고 잠에 든 상태는 암시suggestion를 위해 활용했다. 부분적 수면과 숙면은 최면술에서 쉽게 암시를 걸 수 있는 상태로 받아들인다. 요즘엔 수면 상태에서 암시를 거는 기법뿐만 아니라 수학이나 언어를 가르치는 현대적인 기법들도 존재한다.

깨어있는 상태는 무언가를 반복해서 배우고, 생각을 표현하기 좋은 조건을 갖추었지만 암시에는 부적합하다. 그렇기 때문에 깨어있는 상태에서 형성된 습관을 바꾸는 것은 쉽지 않다. 그렇다고 해서 새로운 습관을 형성하기가 불가능한 것은 아니다.

깨어있는 상태를 구성하는 네 가지 요소

감각, 느낌, 생각, 움직임은 깨어있는 상태를 이루는 네 가지 요소이다. 각각의 요소는 인간을 발전시키는 기법들에서 중요한 기반을 형성한다.

먼저 감각을 살펴보자. 인간은 오감뿐만 아니라 운동감각도 지니고 있다. 통증 감각, 공간 안에서의 위치 관계, 시간에 따른 경로, 그리고 리듬 등이 여기에 해당된다.

느낌은 즐거움, 슬픔, 분노 등과 같이 익숙한 감정이 아니라, 자존감, 열등감, 과민성, 그리고 인간의 삶에 색을 입히는 의식적이고 무의식적인 감정을 가리킨다.

생각은 오른쪽과 왼쪽을 구분하는 능력, 선과 악, 옳음과 그름, 무언가를 이해해서 지식으로 만들고, 사물을 분류하거나 규칙을 인지하고, 상상력을 동원해 하는 모든 지적인 활동을 가리킨다. 여기에는 감지하고 느낀 것을 알아채고 추상적인 것을 기억하는 일련의 모든 일들도 포함된다.

움직임은 인체와 인체를 구성하는 부속물들이 상태와 형태를 시간에 따라 공간 안에서 변화하는 것을 지칭한다. 여기엔 숨쉬기, 먹기, 말하기, 혈액순환, 그리고 소화 활동 등이 포함된다.

깨어있는 상태를 구성하는 네 요소는 분리되지 않는다

깨어서 하는 행동에는 이 네 가지 요소가 모두 관여한다. 이론적으로는 어느 하나를 제거할 수도 있겠지만, 실제 삶에서는 이 네 가지 요소가 어우러져 인간의 행동패턴을 형성한다. 자신에게 일어난 사건, 만난 사람, 또는 여행했던 장소를 떠올려 보라. 시각, 청각, 미각 같은 감각 중 하나와 해당 기억이 밀접하게 연계되어 있다는 것을 알 수 있다. 여기에 몸의 위치, 당시의 나이와 외양, 그때 했던 움직임, 좋고 싫었던 느낌 등이 어우러져 자기이미지를 형성한다.

깨어있는 상태를 구성하는 네 가지 요소 각각에 대해 좀 더 깊게 고찰해 보면, 이들이 서로 영향을 주고 받아 상호작용을 하며 전체 인간 경험을 형성한다는 결론에 이른다. 이들 각각의 요소를 부분적으로 또는 전체적으로 접근하는 수련을 반복해서 점진적으로 수행해야 인간을 실질적으로 발전시킬 수 있다.

수련법들 간의 차이는 실제보다 이론에서 더 커 보인다

인간 발전을 추구하는 다양한 수련 시스템들 간의 실제 차이는 각 시스템을 수련하는 이들이 말로 표현하는 것보다 크지 않다. 대부분의 수련 시스템은, 그 외연과 내연에 상관없이, 인간이 억압, 통제, 제한 상황에서 벗어날 수 있는 내적 가능성이 있다는 가정 위에 구축되어 있다. 인간에게 고정된 성품이 존재한다고 주장하는 이들은 그러한 성품, 속성, 재능을 일종의 벽돌로 간주한다. 그렇기 때문에 온전한 건물에서 벽돌 한두 개가 빠지거나 손상된 상태로 인간을 바라본다.

어떤 시스템에서는 몇 년 동안 노력을 해야 자신이 원하는 발전을 이룰 수 있다고 주장하고, 또 어떤 시스템에서는 평생을 바쳐 헌신해야 한다고도 이야기 한다.

속성이 발전하는 것이 아니라 과정이 발전해야 한다

내가 볼 때 이런 주장은 잘못된 가정에 기반하고 있는 것 같다. 그런 주장을 하는 이들은 좀 더 오랜 시간, 좀 더 복잡한 과정을 거쳐야 인간 발전이 이루어진다고 여긴다. 하지만 인간 구조에서 빠진 벽돌, 손상된 벽돌을 복구하는 것은 불가능해 보인다. 인간의 삶은 끊임없는 과정이다. 그렇기 때문에 인간의 성품이나 속성, 재능을 발전시키는 것보다 과정을 질적으로 발전시켜야 한다.

과정이 발전하기 위해서는 많은 요소들이 필요하고, 각각의 요소들이 유동적으로, 그리고 자기적응self-adjusting을 위한 형태로 결합되어야 한다. 과정의 기반이 좀 더 명확해질수록, 성취가 커질 것이다.

발전을 위해서는 실수 또한 활용되어야 한다

복잡한 과정을 지닌 일들은 발전을 위한 자기교정이 필요하다. 마찬가지로 인간 발전을 지향하는 시스템에서도 그런 과정이 필요하다. 잘못과 편향된 요소가 있다 해도 억압받거나 무시당하고, 외부의 폭압에 의해 짓눌려서는 안 된다. 오히려 실수조차도 발전을 위한 요소로 활용되어야 한다.

자기발전을 위한 최상의 수단은 움직임 교정이다

깨어있는 상태를 구성하는 네 가지 요소는 떼려야 뗄 수 없이 서로 영향을 주고 받는다는 사실에 대해 이야기했다. 이 중 자기발전의 주된 수단으로 움직임을 선택한 이유는 다음과 같다.

1. 신경계는 주로 움직임을 담당한다.

중력의 힘에 의해 인체가 무너지지 않도록 유지하고, 동시에 어디에서 어떤 자세로 있는지 알아채는 일을 뇌가 관장한다. 뇌는 이를 위해 일련의 움직임을 구동시키는데, 이러한 움직임의 다양한 측면이 종합적으로 받쳐주지 않으면 인간은 제대로 감지하거나, 느끼거나, 또는 사고할 수 없다. 중력장 안에서 몸의 위치를 감지하거나, 자세를 변화시키기 위해서는 감각, 느낌, 사고의 힘이 필요하다.

깨어있는 상태에서 신경계 전체가 이렇게 능동적으로 관여하는 것이야말로 자기발전을 꾀하는 대부분의 수련 시스템을 구성하는 요소이다. 깨어있는 상태를 구성하는 네 가지 요소 중 오직 하나에만 관심을 기울인다고 주장하는 수련법에서도 실제는 이 네 요소 모두가 관여한다.

2. 움직임의 질을 평가하기가 다른 것보다 더 쉽다.

우리는 다른 요소들보다 중력이 당기는 힘에 인체 구조가 어떻게 작용하는가에 대해 훨씬 명확하고 확실하게 안다. 다시 말해, 분노, 사랑, 질투, 또는 심지어 사고에 대한 정보보다 움직임에 대한 정보를 더 많이 가지고 있다. 따라서 상대적으로 깨어있는 상태를 구성하는 다른 네 요소보다 움직임의 질을 평가하는 법을 더 쉽게 배울 수 있다.

3. 인간은 움직임을 풍부하게 경험하며 살아간다.

우리는 느끼고 생각하는 일보다 몸을 움직이는 일에 더 뛰어난 능력과 경험을 갖고 있다. 보통 많은 이들이 과잉흥분 상태와 민감한 상태를 구분하지 못해서, 민감성이 고도로 개발된 상태를 약한 상태로 오인한다. 또 문제를 일으키는 느낌은 억제하거나, 그런 느낌이 발생할만한 상황을 회피한다. 같은 방식으로 특정한 생각 또한 다른 사람들에 의해 억제되거나 단절되곤 한다. 종교와 국가, 자신이 소속된 집단 또는 경제 공동체에선 자유로운 생각을 하는 사람을 기존의 행동 규칙에 저항하는 존재로 여기는데, 이는 도덕, 성, 예술, 정치, 심지어 과학 영역에서도 마찬가지다.

4. 자기가치를 확립하는데 있어 움직임이 중요한 요소로 작용한다.

신체의 구조와 움직이는 능력이야말로 다른 무엇보다도 자기이미지를 형성하는데 있어 중요한 것 같다. 자신의 입이나 외형 중 어딘가가 불완전하다는 사실을 알아챈 한 아이를 예로 들어보자. 이 아이는 자신과 다른 아이들이 뭔가 다르다는 것을 자각하게 되며 결국 매우 다른 행동패턴을 보이게 될 것이다. 예를 들어, 척추가 정상적으로 발달하지 못한 아이는 신체 균형을 유지하는데 어려움을 겪게 될 것이다. 균형이 깨져 쉽게 넘어지기도 할테고, 다른 아이들은 자연스럽게 하는 동작도 계속해서 의식적인 노력을 기울여야 할 수 있을 것이다. 이 아이는 다른 아이들과 다르게 성장해가며 뭔가 개선이 필요하다 여기고 무언가 시도할 수도 있다. 하지만 그렇다고 해도 보통은 스스로의 움직임을 믿고 거기에 반응하지는 않는다. 결국 움직임의 제한으로 인해 자존감이 낮아지거나 자기이미지가 왜곡될 수 있다. 이는 자연스러운 발전의 방향을 비틀고 발전을 저해하는 행동으로 내몰리는 계기가 된다.

5. 근육 활동에 의해 움직임이 발생한다.

모든 움직임은 근육의 활동에서 비롯된다. 보고, 말하고, 심지어 듣는 행위에도 근육이 필요하다(무언가를 듣기 위해서는, 귀로 들어온 소리가 고막에 닿았을 때 고막의 긴장을 조율하는 근육의 기능이 필요하다).

근육에 의해 이루어지는 모든 움직임에는 기계적 협응력뿐만 아니라 시간적, 공간적 정확성이 중요하게 작용한다. 물론 협응력과 정확성의 정도 또한 움직임을 결정하는 요소이다. 근육이 영구적으로 이완되면 움직임은 느려지거나 약해지고, 근육에 과한 긴장이 오래 지속되면 움직임은 불균일해진다. 이 두 가지 경우 모두 특정한 마음 상태를 드러내며, 행동의 동기와 연계된다. 그러므로 정신 질환을 앓고 있어 불안한 환자들과 자기이미지가 불안정한 사람들은 자신이 지닌 문제의 정도에 따라 근육의 톤 문제를 겪는다. 동시에 이들은 시공간 안에서 리듬에 맞춰 움직이고 변화에 몸을 적응하는 방식에서도 일반인들에 비해 무언가 결여된 모습을 보인다. 심지어 지나가는 사람의 문제가 무엇인지 정확히 모르고, 또 그런 것을 구분하는 훈련을 받지 않은 일반인들조차도 얼굴 표정이나 움직임의 질감을 보고 그 사람에게 무언가 문제가 있음을 알아챌 수 있다.

6. 움직임은 신경계 상태를 반영한다.

근육은 신경계에서 끊임없이 전해지는 신호를 받아 수축한다. 따라서 허리를 세우고 바로 앉는 자세, 얼굴의 표현, 목소리 등 근육패턴을 통해 이루어지는 모든 일들은 신경계의 상태를 반영한다. 자세, 표정, 목소리처럼 외적으로 눈에 띄게 일어나는 변화는 확실히 신경계 변화 없이 일어나지 않는다.

근육 움직임muscular movement이라는 단어를 보자. 사실 신경계에서 전해진 신호에 의해 근육이 활성화된다. 따라서 신경계에서 직접적으로 신호 전달이 일어나지 않으면 근육 움직임이 생길 수 없다. 비록 배아 상태에서 심장 근육은 신경을 통한 통제력이 발달하지 않은 상태에서도 수축을 시작하지만, 대부분의 동작은 관련된 신경계의 조절이 없으면 발생하지 않는다. 이를 볼 때, 겉보기엔 모순으로 보이는 근육 움직임 개념 이해를 통해, 실제 뇌와 신경계에서 변화가 선행되지 않으면 행동과 움직임 개선이 일어나지 않는다는 결론에 도달하게 된다. 다시 말해, 움직임에는 통제력의 중심인 신경계 변화가 반영된다. 중심통제the center control의 변화란 신경계의 변화이다. 이러한 신경계 변화가 눈에 보이진 않는다. 하지만 외적인 표현이 생길 때 어떤 사람들은 이를 순수한 마음의 변화로 간주하기도 하고, 또 어떤 사람들은 순수한 육체적 변화로 여기기도 한다.

7. 움직임은 인지의 기반이다.

근육에서 움직임이 일어날 때까지 인체 내부에서 일어나는 일들을 명확하게 감지하는 사람은 거의 없다. 하지만 얼굴 근육이 움직이거나 심장 근육이 수축하고, 호흡을 할 때 생기는 움직임을 통해 내부에서 무슨 일이 일어나는지 알아챌 수는 있다. 화가 나고, 불안하고, 웃음이 나는 등 내부에서 일어나는 감정은 근육의 움직임패턴으로 드러나기 때문이다. 심지어 내부에서 아주 짧게 일어나는 반응이나 감정도 외부에 근육 움직임으로 표현된다. 인간이라면 대부분 자신의 기쁜 감정을 타인이 알아채기 전에 스스로 체크도 할 수 있다. 물론 두려움 등과 같은 감정이 외부로 표출되지 않도록 억제하는 것도 가능하다.

인간은 자세, 안정성, 태도 변화를 근육 자체에서 일어나는 변화보다 쉽게 느낄 수 있는데, 이 자세, 안정성, 태도에서 변화가 일어나기 전까지는 중추신경계에서 어떤 일이 일어나는지 잘 인지하지 못한다. 또 인간은 근육을 통해 감정을 표현하는 방식을 억제할 수도 있다. 그런 능력을 인간만이 지니고 있는 이유는, 인간과 동물 모두에게서 공통적으로 활용되는 뇌 영역에 비해 인간만이 지닌 뇌 영역에서 일어나는 과정이 훨씬 느리기 때문이다. 그래서 감정 표현을 담당하는 근육에 통제력을 가하기도 쉽다. 또 인간에게 고유한 근육 표현muscular expression 과정이 느리기 때문에, 상황에 따라 특정한 행동을 해야할지 말아야할지 판단하고 결정하는 일도 가능해진다. 다시 말해, 신경계에서 명령을 받은 근육을 움직일지 말지 판단하는 데에도 모든 인체 시스템이 관여한다.

인간이 감정을 외적으로 표현하는데 관여하는 기전을 인지할 수 있으면, 그 기전을 때때로 억제할 수도 있다. 다시 말해, 행동을 만드는 근육 구조를 충분히 이해한다면, 행동을 만들어내는 자극을 인지하거나 반응의 원인을 알아챌 수 있다는 뜻이다. 때로 인간은 내부에서 무슨 일이 일어나는지 정확히 정의할 수 없는데도 무언가 일어나고 있다는 사실을 인지하곤 한다. 해석하기 힘든 일이 발생하고 있지만 뭔가 새로운 패턴이 형성되고 있다는 것 정도는 알아채는 것이다. 하지만 같은 일이 여러 번 반복해 일어나서 익숙해지면, 그때는 그 원인을 이해하거나 과정을 대략적으로 감지하게 될지도 모른다. 어떤 일들은 훨씬 더 많은 반복이 일어나야 인지 가능한 상태가 되기도 한다. 결국엔, 주로 근육에서 일어나는 일들을 통해 내부에서 일어나는 일들을 대부분 인지하게 된다. 피부가 몸 전체를 덮고, 장막이 소화관을 감싸고 있는 것처럼. 또 호흡과 관련된 기관을 일련의 막이 둘러싸고, 입과 코, 그리고 항문 내부를 막이 감싸고 있는 것처럼, 처음엔 매우 단순한 정보가 봉인된 채로 우리에게 전달되지만, 결국 그 내용물을 알게 되는 것과 비슷한 이치다.

8. 움직임과 호흡은 밀접한 관련을 맺는다.

호흡은 감정을 반영하며, 육체적인 활동에도 영향을 받는다. 또한 몸에서 생기는 모든 종류의 문제 상황과도 관련을 맺으며, 자율신경 활동에도 민감하게 반응한다. 예를 들어, 갑상선 문제가 생긴 사람은 특수한 형태의 호흡을 하게 되는데, 이를 통해 갑상선 질환이 있다는 것을 알 수 있다. 강한 자극을 갑자기 받은 사람은 호흡이 일시적으로 정지하기도 한다. 대부분의 사람은 경험적으로 호흡과 모든 종류의 감정 변화가 밀접하게 연결되어 있음을 안다. 물론 호흡이 변하면 감정적 변화도 따라온다.

역사를 통해 인간은 호흡을 개선시켜 고요한 상태를 유도하는 수련 시스템과 특수한 호흡법을 발견했다. 인간의 골격계는 너무 견고해 중력장 안에서 올바른 배열을 하고 있지 않으면 호흡을 방해하는 요소로 작용한다. 하지만 골격근을 활용해 좀 더 바른 자세, 나은 움직임을 만들면 호흡을 개선시키는데 간접적으로 좋은 영향력을 미칠 수 있다.

9. 움직임을 개선시키면 습관이 변한다.

마지막으로, 인간 발전을 위해 행동시스템action-system을 선택해야만 하는 가장 중요한 이유가 존재한다. 앞에서 살펴 봤듯, 인간의 모든 행동은 감각, 느낌, 생각, 그리고 복잡한 움직임의 결합이다. 이론적으로 이 네 가지 요소 모두가 인간 행동에서 중요한 역할을 하지만, 이 중에서도 특히 근육에 의해 발생하는 움직임이 가장 중요하다. 그래서 뇌에 있는 운동피질에서 움직임패턴과 관련된 부분이 제거된다면 다른 세 요소가 제대로 통합되지 않게 될 것이다.

뇌의 운동피질에서는 근육을 활성화시키며 움직임패턴을 구축하는데, 운동피질은 연합피질에서 겨우 몇 밀리미터 위쪽에 놓여있다. 따라서 인간이 경험하는 모든 느낌과 감각이 연합 과정을 담당하는 영역과 연계된다고 볼 수 있다.

신경계는 근본적인 속성을 지닌다. 바로 특정한 행동을 일으키면서 동시에 그와 반대되는 행동을 일으킬 수는 없다는 점이 그것이다.

특정한 순간에 인체가 특정 표현을 하면 전체 시스템이 그에 맞게 상호작용을 한다. 이때 자세, 감각, 느낌, 생각뿐만 아니라 화학적 처리 과정과 호르몬 분비 과정이 모두 결합해 전체적인 인체 표현을 보조한다. 이 모든 과정은 서로 분리되지 않고 전체 움직임의 부분을 구성하며, 고도로 복잡하고 난해할 수 있지만, 특정 표현이 일어나는 그 순간에 전체 시스템은 통합된다.

이러한 통합의 매 순간에 근육과 관련된 요소들이 동원된다는 사실을 알 수 있다. 앞에서 이미 근육이 인지에 있어 중요한 역할을 한다는 사실을 살펴보았다. 운동피질에서의 변화가 선행되지 않고 근육 시스템에서 변화가 일어나는 일은 불가능하다. 따라서 어떤 방식으로든 운동피질의 변화를 이끌어낼 수 있다면, 관련된 움직임패턴 또는 협응력의 변화를 이끌어낼 수 있다. 다시 말해 인지의 기반을 변화시킴으로써 기존의 통합된 요소를 재통합시킬 수 있다는 뜻이다.

뇌의 운동피질은 생각과 감정을 다루는 영역과 가깝게 이어져 있다. 그래서 운동피질에서 큰 변화가 발생하면 그 흐름이 주변으로 확산되어 사고와 감정 변화에도 큰 영향을 미치게 된다.

기존에 습관화되어 고착된 통합패턴 중 단 하나라도 움직임 측면에서 근본적인 변화가 일어난다면, 강하게 결속되어 이어진 다른 패턴을 깨뜨리게 된다. 이는 일상적으로 반복되어 굳어진 생각과 감정을 변화시키는 데에도 영향을 준다. 다시 말해, 운동피질의 변화로 움직임패턴의 변화가 생기면, 이를 통해 감정과 생각에도 변화가 어렵지 않게 발생할 수 있다는 뜻이다. 결국 인지의 변화는 기존의 습관화된 패턴과 표현 방식의 변화를 이끌게 된다. 이 상태에서는 근육에 의해 지지받고 있던 습관이 더 쉽게 변할 수 있는 환경이 조성된다.

어디서, 어떻게 시작할 것인가?

AWARENESS THROUGH MOVEMENT

구조와 기능

추상화는 인간에게 고유한 능력이다

앞에서 감각, 느낌, 움직임, 생각이 인간의 존재상태 states of human existence, 또는 삶의 과정 life process 을 구성하는 네 가지 요소라는 이야기를 했다. 이 네 요소 중 생각은 모든 면에서 움직임과는 다른 측면이 많다. 우리는 생각이라는는 것이 인간에게만 고유한 그 무엇으로 받아들이곤 한다. 물론 인간이 아닌 고등 동물에게도 생각 비슷한 것이 있는 것처럼 보이긴 하지만, 인간처럼 추상화 능력을 갖춘 존재는 없는 것 같다. 음악에 있어서 조화이론, 공간 기하학, 집단이론, 철학은 인간 상상력의 결과물이다. 인간의 뇌와 신경계 또한 다른 생명체가 지닌 것과 전체적으로 비슷한 면이 없잖아 있지만, 인간은 이와 같은 추상적이고 상상력을 요하는 일들을 수행하는 데 있어 좀 더 구조적 특이성을 지니고 있다. 여기에서 인간과 동물 신경계의 해부학적, 생리학적 차이를 자세히 분석할 필요는 없을 것 같다. 단지 전반적인 구조를 언급하는 것으로 충분하다.

리닉 시스템 Rhinic System

뇌는 특수한 화학적, 열적 환경을 필요로 한다. 모든 생명체는 생존을 위해 이 화학적, 열적 환경을 조절하고 통제하는 일련의 구조물을 지닌다. 이를 담당하는 것이 리닉 시스템이다. 모든 유기체는 리닉 시스템을 지니고 있고, 이 구조물은 특정 개체의 내적 환경을 조절하고 통제하는 역할을 한다. 따라서 여기에 문제가 생기면 유기체 전체가 생존 불가능한 상태가 된다. 이 리닉 시스템은 대칭적 구조물이며, 내부의 화학적, 열적 환경을 조율하고, 그 기능을 유지하는데 있어 매우 섬세한 역할을 수행한다.

림빅 시스템 Lymbic System

인체를 유지하기 위해 필수적인 요소를 외부에 요구하는 모든 일들을 다루는 뇌 구조물이 존재한다. 이 두 번째 뇌 구조물은 인체의 생존을 지속하고 리닉 시스템의 요구를 반영한 내적 충동을 일으킨다. 림빅 시스템이 바로 그것인데, 이 구조물은 외부 환경에 유기체의 니즈를 충족시키도록 요구하는 기능을 한다. 또한 림빅 시스템은 중력장 내에서 개체의 움직임과 관련된 모든 것을 다루며, 배고픔, 갈증, 노폐물 분비 등과 같은 내적인 충동을 만족시키도록 행동을 일으킨다. 요약하자면, 내적인 니즈가 충족되지 못하여 욕구가 커질 때 이를 해소할 만한 일들을 하게 만드는 것이 림빅 시스템이다. 내적 니즈가 만족되면 그 욕구의 강도도 감소하는데, 이와 같은 사이클은 계속해서 반복된다.

새가 둥지를 짓고, 거미가 거미줄을 짜고, 벌과 철새가 엄청난 거리를 날아 집을 찾아오는 것과 같은 일들을 우리는 보통 본능instinct이라 부른다. 유기체가 본능적으로 행하는 이 모든 놀라운 일들은 바로 여기에서 소개한 구조물 때문에 가능한 것이다.

인간의 학습 능력

앞에서 살펴본 시스템들은 그 중요성이 오래 전부터 알려져 왔으며, 인간 신경계에서도 특수한 역할을 담당한다. 리닉 시스템 같은 뇌 내 구조물은 그 구조, 조직, 기능이 그대로 유전된다. 진화 과정에서 그 근간이 바뀌는 경우를 제외하고는 거의 변함 없이 세대에서 세대로 그 기능이 대물림 된다는 뜻이다.

우리가 보통 생각하는 것처럼 본능이 정적이며 불변하는 것은 아니다. 개인에 따라 본능도 약간씩 다르며, 가변적인 부분이 있다. 예를 들어, 어머니의 젖꼭지에 의해 아이의 본능이 자극받기 전까지, 아이는 빨기 능력을 갖지 못한다. 이처럼 행동을 자극하는 개인적 경험이 누적되기 전까지는 본능이 약하게 작용할 수도 있다. 또 변화하는 환경에 적응하는 과정에서 본능은 새로운 학습 능력을 일깨우는 힌트를 제공하기도 한다. 예를 들어, 새는 낯선 곳에 도달했을 때, 그 환경에서 얻을 수 있는 새로운 재료를 활용해 이전과는 다른 형태의 둥지를 만들곤 한다. 하지만 새로운 환경에 적응하는 일은 쉬운 게 아니고, 또 모든 개체가 똑같이 성공을 거두는 것도 아니다. 낯선 환경에 전혀 적응 못하고 도태되는 개체도 존재하기 때문이다. 새로운 환경에 본능적으로 적응하는 일이 쉬운 것은 아니다. 우리가 보통 이해understanding, 학습learning이라고 부르는 것은 이와 다르다고 할 수 있다.

섬세한 차별화는 인간의 특권이다

슈프라림빅 시스템Supralymbic system은 인간과 동물의 행위를 구분짓는 일을 담당하는 세 번째 뇌내 구조물이다. 이 시스템은 다른 어떤 고등 동물보다 인간에게서 고도로 발달되어 있다. 인간이 손 근육을 섬세하게 차별화differentiation해서 활용할 수 있는 것은 이 시스템 덕분이다. 인간은 손을 활용해 수를 세고, 리듬을 타고, 수술도 한다. 또 악기를 연주하고, 글을 쓰는 등 다양한 일들을 수행한다. 슈프라림빅 시스템은 입, 목, 호흡 기관을 구성하는 근육에도 섬세함을 부여한다. 이를 통해 인간은 다양한 형태의 소리패턴을 만들어내고, 구분할 수 있다. 인간이 수백 종류의 언어를 발명하고, 엄청나게 다양한 방식으로 소리를 내며, 온갖 종류의 노래를 할 수 있는 것도 슈프라림빅 시스템이 있기 때문에 가능한 일이다.

개인적 경험과 유전적 요소

슈프라림빅 시스템의 구조와 신경조직은 유전적으로 결정되지만, 그 기능은 개인적 경험에 따라 달라진다. 예를 들어, 글씨체가 똑같은 사람은 없는데, 이 글씨체는 주로 자신이 사용하는 모국어, 글쓰기를 배운 방식, 사용하는 펜, 글을 쓸 때의 자세 등에 따라 달라진다. 즉, 슈프라림빅 시스템은 인간이라면 누구나 지니고 있지만, 손의 근육을 활용해 글쓰는 방식은 무언가를 배울 때 뇌의 운동피질 motor cortex에서 형성되는 개인적 경험패턴에 따라 결정된다는 뜻이다.

모국어를 발음하는 개인적인 방식은 혀, 입, 성대, 입천장의 근육 발달에 영향을 준다. 즉, 우리가 처음으로 배우는 언어가 입 주변에 있는 근육의 상대적 강도, 구강의 구조에 영향을 미친다. 이렇게 형성된 구조 때문에 새로운 언어를 배우는데 어려움이 따르고, 어떤 사람의 발음을 보면 그가 이전에 어떤 언어를 주로 사용했는지도 구분할 수 있다. 이는 말을 할 때 사용되는 인체 기관이 새로운 언어를 배우는 과정에 쉽게 적응하지 못한다는 사실을 반영한다. 요약하자면, 개인적 경험이 구조적 발달을 결정하는데 있어 유전적 요소와 비슷한 중요성을 지닌다고 할 수 있다. 이는 매우 독특한 특징이다.

반대 개념이 생긴 이유는 인체 구조 때문이다

리닉 시스템과 림빅 시스템은 좌우 대칭적symmetrical이지만, 슈프라림빅 시스템은 비대칭적asymmetrical이다. 이 슈프라림빅 시스템의 비대칭성 때문에 좌우 개념이 형성되었다. 오른손잡이인 사람의 언어중추는 뇌의 좌반구에 형성되며, 왼손잡이는 우반구에 형성되는데, 이렇게 오른쪽과 왼쪽을 구분하는 뇌의 구조와 기능에 의해 인간의 사고에도 반대 개념이 형성된 것처럼 보인다. 세상엔 왼손잡이보다 오른손잡이가 더 많다. 그렇게 오른손 기능이 더 발달된 인간의 구조적 특징 때문에, 인간의 언어에서도 오른쪽을 가리키는 단어가 옳음, 법, 무언가에 대한 주장, 권위 등의 의미를 내포하게 되었다. 영어의 "right", 러시아어의 "pravo", 독일어의 "recht", 그리고 프랑스어의 "droit"를 보면 이를 알 수 있다.

선과 악, 어둠과 밝음, 뜨거움과 차가움, 빛과 어둠 등과 같은 원시적인 개념을 살펴보면, 마치 대립과 갈등 상황이 구별되는 것처럼 보인다. 하지만 사고가 발전할수록 대립 개념이 실제로 존재한다고 보긴 어려워진다. 예를 들어, 어둠과 차가움은 결코 밝음과 뜨거움의 정반대에 위치하지 않는다. 빛이 없는 것이 어둠이며, 뜨거움과 차가움을 구분하는 것조차 매우 복잡한 일이다.

가역과 비가역

리닉 시스템과 림빅 시스템이 인간의 감정 중추와 강하게 이어져 있는 것에 반해, 슈프라림빅 시스템은 감정과의 연결 고리가 훨씬 약하다. 그래서 분노나 질투 같이 강한 감정은 이 슈프라림빅 시스템의 새롭고도 섬세한 작용에 혼동을 야기하거나 생각을 헝클어뜨린다. 하지만 감정과 연계되지 않은 생각은 현실과도 연계되지 않는다. 뇌의 활동 자체는 중립적이어서 모순된 문장도 동등하게 처리한다. 그렇지만 인간은 "옳다"는 생각이 적어도 현실과 부합되는 어떤 감정과 연결되어야 그 생각을 선택한다. 물론 이때의 "옳음"은 현실을 주관적으로 해석한 결과이다. "옳음"이 현실과 부합되는 객관성을 확보하게 되면, 그 생각은 인간의 일반적인 가치로 받아들여진다.

"달에 가는 것은 가능하다"라는 문장과 "달에 가는 것은 불가능하다"라는 문장이 있다고 하자. 현실적 경험과 결부되지 않은 상태에서 보면, 뇌는 이 두 문장을 있는 그대로 받아들이고, 두 문장의 옳고 그름을 판단하지 않는다. 하지만 현실적 경험이 가미되고 나면 "옳음"에 대한 어떤 생각이 형성된다. 예를 들어, 오랫동안 사람들은 현실적으로 실현 불가능하기 때문에 앞의 문장을 부정해 왔으며, 그런 말을 하는 사람을 현실과 괴리된 사고의 소유자로 매도해왔다.

뇌의 활동 측면에서만 순수하게 바라보면, 세상에서 일어나는 과정은 가역적 reversible 일 수도 있고 비가역적 irreversible 일 수도 있다. 하지만 실제 현실에서 일어나는 대다수의 과정은 비가역적이다. 그래서 성냥에 불을 붙여 태우면 다시는 원래의 성냥으로 바꿀 수 없고, 다 자란 나무를 묘목 상태로 되돌릴 수도 없다.

시간 자체가 비가역적이기 때문에 시간과 연계된 과정들 또한 대부분 비가역적이다. 하지만 가끔 가역적인 과정도 존재한다. 그 과정을 되돌려, 과정이 진행되기 이전 상태로 회복할 수 있는 일들도 존재한다는 뜻이다. 하지만 무작위로 근육을 수축한다고 해서 원하는 행동이나 움직임이 발생하지 않는 것처럼, 현실과 연계되지 않은 뇌 활동은 생각 또는 사고를 구축하지 못한다.

생각과 행동 사이의 간극이 인지의 기반이다

슈프라림빅 시스템은 리닉 시스템과 림빅 시스템처럼 오래된 구조물에 비해 신경 경로가 더 길고 복잡하다. 그래서 슈프라림빅 시스템은 다른 두 시스템의 신경 경로를 경유해 그 기능이 수행된다. 물론 슈프라림빅 시스템이 직접적으로 실행 메커니즘을 통제할 수도 있다. 이때 다른 두 시스템을 통해 간접적으로 과정이 진행되면 생각에서 행동까지의 간극이 발생한다. 즉, "생각 먼저, 행동은 나중에"라는 표현이 빈 말은 아니라는 뜻이다.

슈프라림빅 시스템이 관여하는 일과 몸에서 일어나는 실행 결과 사이에 간극이 있다는 말은, 생각과 행동 사이에 간극이 있다는 의미이며, 이 간극은 억제될 수 있을 만큼 충분히 길다고 할 수 있다. 행동할 것을 미리 상상하고 행동을 늦추는 일이 가능하다는 말은, 행동까지의 과정을 늦추거나, 행동 자체를 멈출만한 시간을 확보할 수 있다는 뜻이고, 이때 발생하는 간극은 인간의 고유 능력인 상상력과 지적판단의 기반을 이루게 된다.

슈프라림빅 시스템에 의해 수행되는 대부분의 동작은 리닉 시스템과 림빅 시스템에 의해 수행되며, 그렇기 때문에 그 수행 속도 또한 이 오래된 시스템들의 영향을 받는다. 눈으로 책을 읽는 속도보다 빠르게 그 의미를 이해할 수 없고, 발음할 수 있는 것보다 더 빠르게 자신의 생각을 표현할 수 없는 이유가 바로 이 때문이다. 이런 원리를 이용하면 생각의 속도를 높이기 위해 빨리 읽고 빨리 표현하는 트레이닝을 고안해 볼 수도 있다.

결국 특정한 행동을 목표로 생각패턴이 형성되고, 이를 실제 행동으로 옮기는 것 사이의 간극이 인지에 대한 물리적 기반이 된다고 할 수 있다. 이 간극 때문에 의도가 생기거나, 그 의도에 따른 행동이 일어나는 순간 이를 내부에서 평가하는 것이 가능해진다. 의도와 실행, 생각과 행동 사이의 간극을 지체하거나 늘릴 수 있기 때문에 인간은 자기 자신에 대해 학습할 수 있다. 대부분의 고등 동물과 마찬가지로, 인간의 내적 욕구를 수행하는 시스템들은 대부분 자동적으로 기능하기 때문에, 이들 시스템들에 대해 더 알아야 할 것들이 많이 남아 있다.

모든 것을 알고 행동하는 것은 아니다

인간은 자신이 하는 행동이 어떤 종류의 것인지, 그게 어떤 방식으로 일어나는지 거의 모른 채로 그 행동을 한다. 오히려 자신이 하는 행동을 자세히 이해해보려고 인지하면서 하면, 의자에서 일어나는 아주 간단하고 일상적인 동작조차도 미스터리하다는 것을, 그리고 실제로는 그 동작이 어떻게 일어나는지도 거의 모르고 있다는 사실을 깨닫게 된다. 의자에서 일어날 때 복부 근육을 수축하는가? 아니면 허리 근육을 수축하나? 다리를 먼저 긴장하는가, 아니면 몸을 앞으로 기우는 동작이 먼저 일어나는가? 눈은 어떻게 움직이고, 머리는 또 어떻게 관여하는가? 자신이 하는 동작이 어떻게 일어나는지는 모르지만 보여주는 것은 어려운 일이 아니다. 오히려 자세히 이해한 후 동작하려고 하면 의자에서 일어날 수 없을지도 모른다. 이해를 내려놓고, 그냥 원래 하던 습관대로, 몸에 각인된 순서에 따라 하면 아무렇지도 않게 조직화된 동작이 원하는대로 일어난다.

이를 통해 우리는 자기지식 self-knowledge이 엄청난 노력으로 습득되는 것이 아니라는 것을 깨닫게 된다. 오히려 자기지식이 자연스러운 행동을 방해할 수도 있다. 사고와 지성은 자동적이고 습관적인 행동의 적이다. 누군가 지네에게, 자신이 지닌 수많은 다리가 어떻게 움직이는지, 그래서 어떤 방식으로 걷는지 물어보자 이 지네는 결국 걷는 법을 잊어버렸다고 한다. 이 오래된 이야기가 앎과 행동의 차이를 잘 설명해준다.

인지에 의해 행동이 의도에 끼워 맞춰진다

무언가를 하고 있는 사람에게 단순히 그가 하고 있는 일이 무엇인지 물어보는 것만으로도 그 사람을 혼동에 빠뜨릴 수 있다. 질문을 받은 사람은 자기가 하고 있는 일을 이해하려다 결국 그 일을 못하게 될 수도 있다. 자신이 하는 행동을 이해해보려고 시도한 그 사람은 자신이 현재 하고 있는 동작과 생각하던 것이 서로 다르다는 것을 갑자기 깨닫게 될 수도 있다. 인지하지 않으면, 뇌의 오래된 시스템들이 자신이 할 일을 제대로 한다. 이때는 고위 시스템인 슈프라림빅 시스템에서 어떤 의도intention가 담긴 명령이 내려와도 지나친 인지가 가미되지 않으면 별 문제 없이 동작이 수행된다. 이때 일어나는 동작은 원래 의도와 정확히 반대되는 것일 수도 있다. 고위 시스템에서 내려오는 의도가 담긴 행동 명령이라도 감정과의 연결고리가 약한 상태에서는 하부 시스템들의 행동을 촉발시킨다. 왜냐면 하부 시스템들은 감정과의 연결고리가 훨씬 강하고, 처리 속도가 빠르며, 의도와 행위 사이의 간극이 작기 때문이다.

하부 뇌 시스템에서는 빠르고 자동적인 동작을 즉각적으로 수행하는데, 이때 일어나는 동작은 감정과 강력하게 연계되어 있다. 반면 고위 뇌 시스템에서 내려오는 명령은 생각과 밀접하게 연계되어 있다. 그래서 생각이 행동의 속도를 느리게 만들거나 때론 멈추게 하기도 한다. 생각은 있는데 말이 혀끝에서 맴돌며 밖으로 표현되지 못하는 현상은 바로 이 때문에 일어난다.

인지가 생명을 유지하는데 필수적인 것은 아니다

리닉과 림빅처럼 오래된 시스템은 모든 인간 신체에서 서로 조화롭게 작용한다. 이 두 시스템은 인간의 니즈에 필수적인 요소를 만족시키고, 행동을 수행하는데에도 관여한다. 여기에는 인간의 지적 행동도 포함된다. 슈프라림빅 시스템이 고도로 발달된 인간은, 이 시스템의 작용 없이는 사회에서 살아가는게 거의 불가능하다. 하지만 벌, 개미, 원숭이, 그리고 인간이 키우는 동물들은 인지 없이도 자신들이 형성한 동물 사회 시스템 안에서 잘 살아간다. 이들의 사회 시스템도 인간의 사회 시스템과 마찬가지로 매우 복잡하며, 인간의 사회가 갖추고 있는 기본적인 기능을 지니고 있다. 젊은 세대를 양육하고, 왕(권력)에 의해 지배를 받으며, 이웃과 전쟁을 하거나, 침략자로부터 가족을 보호하는 일, 노예를 착취하고, 여러 종류의 협력 활동을 하는 것 등은 인간 사회나 동물 사회나 마찬가지다.

인지는 진화 과정에서 매우 최근에 생긴 도구이다

슈프라림빅 시스템처럼 뇌의 상위 시스템은 인지를 가능케 하며, 동물보다는 인간에게서 더욱 고도로 발달되어 있다. 인지awareness란 유기체의 니즈needs를 알아채고recognition, 그 니즈를 충족시킬 수 있는 수단을 선택selection하는 일이다. 인간은 이 슈프라림빅 시스템이 만들어내는 인지 능력으로 인해 판단, 차별화, 일반화, 추상화, 상상 등과 같은 것들을 할 수 있게 되었다. 우리의 몸이 원하는 것을 인지하는 것은 자기 지식self-knowledge의 기반이다. 원하는 것을 충족시키려는 충동과 그 충동을 해결할 수 있는 문화 환경을 형성하는 것 사이에서 인간은 인지를 도구로 활용해 삶의 방향을 조율해 왔다. 하지만 이러한 사실을 깨닫고 있는 사람은 정말 소수이다.

나는, 인류가 현재, 진정한 인간truely human man이 출현하고 있는 아주 짧은 역사적 이행기를 살아가고 있다고 믿는다.

AWARENESS THROUGH MOVEMENT

진보의 방향

　모든 인간은 두 종류의 세계를 살아간다. 하나는 자기 자신만의 세계이고, 다른 하나는 모든 이들에게 공통된 외부 세계이다. 내 세계 안에 있는 모든 생명체는 오직 내 삶과 함께 존속하며, 그 세계 자체도 나와 함께 탄생하고, 죽고, 사라진다. 모든 이들이 공유하는 외부의 거시 세계에서 나는 겨우 바다에 있는 한 방울의 물방울, 사막에 있는 한 알의 모래일 뿐이다. 이곳에서 내 삶과 죽음은 거시 세계에 거의 아무런 영향도 미치지 못한다.

　개인적인 삶을 살아가는 이들에겐 자신만의 목적이 존재한다. 누군가는 행복을, 누군가는 건강, 권력, 지식, 정의를 꿈꾸며, 다른 누군가는 평등을 바란다. 하지만 우리는 인류의 목적 같은 것은 아예 모른다. 대부분의 과학자들이 나름 합리적 지식을 바탕으로 생명체는 발전하려는 경향이 있다고 주장하고, 인간은 그 진보의 사다리 꼭대기에 위치해 있다고 여긴다. 즉 진화의 방향을 인류의 목적으로 간주하는 것이다. 우리는 이러한 사실을 앞장에서 인간의 신경 시스템 발전을 통해 자세히 살펴보았다. 신경계 구조가 발전해오면서 점차 진화 과정 초기에 개발된 오래된 과정과 행동을 조율하고, 그 다양성을 증진시키며, 처리 속도를 억제 또는 증가시키는 방향으로 인지 능력을 높여왔다는 사실을 알게 되었다. 우리는 이런 사실을 재능 있는 예술가나 과학자들에게서 무심코 발견하곤 한다. 하지만 이렇게 재능 있는 이들조차도 진정한 "인간"으로 여기기엔 뭔가 결여된 것이 있어 보인다.

의식과 인지

대부분의 고등 동물들은 매우 발달된 의식을 지니고 있다. 이들은 자신이 살아가고 있는 환경, 무리와 집단이 위치한 장소를 인지하고 있으며, 외부의 적을 방어하기 위해 서로 협력하면서 종족의 번영을 돕는다. 이는 이들 고등 동물들이 자신의 이웃에게 좋은 행동이 무엇인지 인지하고 있음을 의미한다. 인간 또한 고도로 발달된 인지 능력을 지니고 있으며, 이와 더불어 분별하여 추상화하는 능력도 지니고 있다. 인간은 자신이 인지력을 활용할 때 내면에서 일어나는 일을 알아채는 특수한 능력 또한 지니고 있기 때문에, 해야 할 일과 하지 말아야 할 일을 인지할 수 있다. 또 인지한 것을 이해하고 있는지 아니면 이해를 못 했는지도 구분할 수 있다. 인간은 고도화된 추상화 능력을 지니고 있고, 그 추상화 능력이 지닌 파급력을 평가하며, 어느 정도까지 그 능력을 활용할지도 가늠할 수 있다. 또 무언가를 알기 위해 인지 능력을 온전히 활용하거나, 무지를 자각하는 능력도 지니고 있다.

인간의 언어로 그 경계선을 명확히 가를 수는 없지만, 의식과 인지 사이엔 현저한 차이가 존재한다. 집에 있는 계단을 오를 때, 무슨 동작을 하는지 나는 온전히 의식한다. 하지만 얼마나 많은 계단을 올랐는지는 모른다. 계단이 몇 개나 되는지 알기 위해서는 다시 한번 주의를 기울여 계단의 개수를 세면서 올라야 한다. 인지awareness란 자각realization과 결부된 의식consciousness 행위이다. 현재 하고 있는 것을 자각하거나, 무언가를 알려고 할 때 내면에서 어떤 일이 일어나는지 자각하는 것이 여기에 해당된다.

수의근voluntary muscles에 대한 통제 정도, 자신의 사고, 그리고 추상화 과정을 인지하는 일은 많은 이들이 어렵지 않게 할 수 있다. 하지만 불수의근involuntary muscles에 대한 통제 정도, 자신이 느끼는 감각, 안에서 일어나는 감정, 그리고 창조적 능력을 인지하는 일은 훨씬 어렵다. 하지만 겉으로 보이는 것과 달리 이러한 일들이 어렵다고 해서 불가능한 일은 아니다.

인간은 전체적으로 행동한다. 물론 이때의 전체성wholeness이 온전한perfect 것은 아니다. 하지만 이 전체성으로부터, 자신이 어렵게 여기는 일을 인지하고 통제하는 법을 계발시킬 수 있는 가능성이 생겨난다. 통제하기 쉬운 부분을 변화시키면, 우리가 직접적으로 통제력을 가하기 어려운 다른 시스템들에 좀 더 쉽게 영향력을 행사할 수 있다는 뜻이다. 간접적 영향력 또한 일종의 통제력이다. 처음엔 간접적 영향력으로 일어나는 일들을 좀 더 명확한 지식으로 변환시킬 수 있는 트레이닝 기법을 이 책에서 소개하도록 하겠다.

여기서 말하는 트레이닝이란 자신이나 타인에 대한 지배력을 얻는 목적의 트레이닝이 아니라, 의지력will power과 자기통제self-control를 지향하는 트레이닝이라는 점을 명확히 하고 싶다. 이 트레이닝에서는 자신을 바르게 하고 발전시키는 인지 기법, 그리고 발전과 관련된 다양한 측면의 개념들을 배우게 될 것이다. 이때의 발전은 구조, 기능, 그리고 성취 사이의 조화로운 협응harmonious coordination에 방점을 둔다. 조화로운 협응이 일어나기 위해서는 자기에 의한 강요self-compulsion나 타인에 의한 강요로부터 완전히 자유로워지는 것이 전제가 되어야 한다.

정상적인 발전Normal development은 조화롭기 마련이다. 부분이 성장하고, 진보하여, 힘을 얻는 과정에서 발전이 이루어지면 전체 또한 소기의 목적을 향해 끊임없이 나아갈 수 있다. 이는 아이가 조화롭게 성장하고 발전해 나갈 때 그 과정마다 새로운 기능이 드러나고, 조화로운 발전에 따른 새로운 힘을 획득하는 것을 보면 알 수 있다.

조화로운 발전Harmonious development이 단순하게 이루어지는 것은 아니다. 예를 들어, 인간이 지닌 추상적 사고에 대해 살펴보자. 얼핏 보면 인간이 지닌 추상적 사고 능력에 장점만 있는 것 같지만, 조화로운 발전이라는 측면에서 엄밀히 따져보면 거기에도 수많은 단점이 존재한다. 추상화Abstraction는 언어화verbalization의 기반이다. 언어는 의미를 지니고 있기 때문에, 대상이 표상하는 질감이나 속성에 대한 추상화 없이는 관련된 단어의 창조가 불가능하다. 그러므로 언어가 없는 인간의 문화는 상상하기 어렵다. 인간이 지닌 추상적 사고와 언어화 능력은 과학과 사회적 성취 측면에서 가장 중요한 위치를 차지한다. 하지만 동시에 추상화와 언어화 능력이 일종의 폭군처럼 작용해 개인에게서 견고한 실체성을 박탈하기도 한다. 이로 인해 대부분의 인간 활동에 심각한 부조화가 생긴다. 부조화의 정도가 빈번해질수록 정신적, 육체적 질병이 만연하고 노화가 촉진된다. 결국 언어 추상화가 정교해지고 심화될수록 인간의 생각과 상상력은 자신의 감각, 감정, 심지어 움직임에서조차 점점 유리된다.

앞에서 우리는 생각과 연계된 뇌 구조물은 감정과의 연결 고리가 느슨하다는 사실을 살펴보았다. 명확한 사고는 객관성을 비트는 강력한 감정이 제거되었을 때 탄생한다. 그러므로 효율적으로 생각effective thinking을 하기 위해서 지속적으로 감정이나 고유수용감각에서 유리될 필요가 있다.

하지만, 비록 효율적인 생각이 방해받더라도 부조화스러운 발전보다는 조화로운 발전이 개인에게 더 중요하다. 왜냐면 인간다움에서 유리된 생각은 점점 무미건조해지기 때문이다. 생각은 언어를 주재료로 삼아 처리되기 때문에 감정과 밀접하게 연계된, 진화상 오래된 뇌의 처리 과정에서 그 실질을 취할 필요가 없다. 하지만 진정 창조적이고 자율적인 생각이라면 뇌의 오래된 구조물들과 연결성을 유지해야 한다. 인간 심층에 있는 원천과 수시로 연결성을 확보하지 못한 추상적 생각은 단지 단어의 나열에 그치거나, 진정한 인간다움이 결여되어 공허해진다. 예술, 과학, 문학, 시가 담긴 수많은 책들 또한 단지 논리적 명제로만 가득하다면 인간다움을 전하지 못하는 단어의 배열에 불과하다. 이는 일상에서 타인과 관계 맺고 살아가는 많은 개인들의 삶에도 그대로 적용된다. 인간다움과 어우러져 조화로운 발전을 확보하지 못한 사고는 오히려 참다운 발전에 장애물로 작용한다.

"조화로운 발전이 바람직하다"는 결론은 뭔가 진부해 보일 수도 있다. 추상적 사고와 논리만 고려한다면, 그래서 실질적인 내용은 결여되어 있지만 논리적인 언어만를 지향한다면, "온전한 인간whole man"으로의 조화로운 발전은 어려워진다. 하지만 이 진부한 문구가 사실은 인간의 감각, 감정, 표현을 자극하여 형식, 형태, 관계를 새롭게 조합하고, 이미지가 결부된 생각을, 또 다양한 형태의 정신적 창조물을, 무제한적으로 발견하고 창출하는 기준이 될 것이다. 이게 바로 우리가 인간과 인간 사이의 관계를 친밀하게 만드는 언어의 옷을 입어야만 하는 이유이다.

오랜 역사를 지닌 모든 종들에게서 조화로운 발전이 보이지만, 상대적으로 진화 사다리의 끝부분에서 인지 능력을 발달시킨 인간에게는 조화로운 발전에 많은 어려움이 따른다. 이 조화로운 발전 측면에서 보면, 동물, 유인원, 그리고 초기 인류 또한 감각, 감정, 움직임 능력을 갖추고 있었지만, 잠자는 상태와 조금 다른 정도의 깨어있음을 유지할 정도의 생각, 기억, 의식만을 지니고 있었다.

인지 능력이 없는 동물들은 특별한 의미부여 없이 여기저기를 떠돌아다닌다. 하지만 인간 진화 사다리 끝에서 인지 능력이 출현하면서, 한 방향으로 이해되던 단순한 움직임이 어떤 것은 왼쪽으로 도는 움직임, 또 어떤 것은 오른쪽으로 도는 움직임으로 분화되어 인지되기 시작했다.

이런 단순한 변화가 별로 중요하게 와닿지 않을지도 모른다. 그냥 눈이 있어서 보는 것처럼 인지의 출현 또한 별일 아닌 것처럼 느껴질 수 있다. 하지만 오른쪽과 왼쪽을 구별하는 기능은 시각 인지만큼이나 복잡하다. 오른쪽과 왼쪽을 구별하게 되면서, 인간은 자신과 주변 공간을 나눌 수 있게 되었고, 자신을 중심으로 공간이 뻗어나간다는 것도 인지하게 되었다. 이런 공간분할 감각은 무언가 "오른손 위에 있다", "왼손 위에 있다"와 같은 표현만큼 명확하게 인지되진 않고 있다. 하지만 공간분할 감각 때문에 인간은 "오른쪽"과 "왼쪽"을 좀 더 추상적인 언어로 표현할 수 있게 되었고, 시간이 지나면서 점차 추상화가 높아져 관련된 문장들까지 만들 수 있게 되었다. 오른쪽과 왼쪽을 구분하는 것처럼 인지 능력을 아주 조금 앞으로 나아가게 하기 위해 인간은 움직이면서도 의식을, 한편으로는 자신의 내부에서 일어나는 일에, 다른 한편으로는 세상에서 일어나는 일에 집중해야만 한다. 이렇게 내부와 외부로 집중력을 돌릴 수 있게 되면서 추상화가 높아졌다. 결국 외부 공간과의 관계에서 자신의 위치 이동을 기술하는 단어까지 창조하게 되었다. 확실히 인지의 발달은 출산의 고통에 비유할 수 있을 것 같다. 아마도 우리 선조들은 인지의 빛을 희미하게 인식하면서 수없이 혼란을 겪었음에 틀림이 없다.

인지가 진화 과정에서 늦게 출현한, 그래서 매우 새로운 것이기 때문에, 그 능력 또한 개인차가 뚜렷하다. 인지가 다른 이들보다 훨씬 발달한 이들도 있다는 뜻이다. 게다가 개인의 성장 과정에 따라 인지 능력의 발달 형태와 그 가치의 중요성 정도가 다르다. 다시 말해, 어떤 순간 또는 특정 기간 동안 인지가 최저치를 찍어 사라지는 때도 있고, 흔하진 않지만 개인의 모든 인지 역량이 하나로 온전히 조화롭게 집약되는 최고치의 순간도 있다는 뜻이다.

티벳 밀교 전통에서 내려오는 우화가 있다. 이 우화에서는 인지가 없는 인간을 마차를 통해 묘사한다. 여기서 승객은 욕망이고, 근육은 말이며, 수레 자체는 골격이다. 인지가 바로 마차를 조종하는 마부지만 아직 잠에 빠져 있다. 마부가 잠에 깊이 빠져 있을수록 마차는 목적지도 모르고 이리저리 끌려간다. 욕망에 해당되는 승객들은 각자 다른 목적지를 원하고, 근육에 해당되는 말은 틀린 방향으로 마차를 이끈다. 하지만 마부가 깨어나 말에 대한 통제력을 되찾고 마차를 제대로 이끌면, 마차에 탄 모든 승객을 원하는 목적지로 인도하게 된다.

감각, 감정, 움직임, 생각이 인지와 성공적으로 하나되는 순간 마차는 옳은 방향으로 빠르게 나아간다. 이런 상황에서는 발견, 발명, 창조, 혁신, 그리고 "앎"이 다가온다. 그래서 자신의 작은 세계가 주변의 거시 세계와 하나로 통합되면 이제 더 이상 혼자가 아님을 깨닫게 된다.

PART 02

DOING TO UNDERSTAND:
TWELVE PRACTICAL LESSONS

이해하기 위해 행동하기
: 12가지 레슨

여기서 제시하는 12개의 레슨은 펠덴크라이스 연구소에서 다년간 시행되던 천 가지 이상의 레슨 중에서 선별된 것이다. 각각의 레슨에서는 어떠한 동작 시퀀스가 아니라 펠덴크라이스 시스템의 핵심과 이를 전달하는데 활용되는 테크닉을 묘사하고 있다. 물론 여기엔 몸 전체를 활용한 운동과 핵심 움직임도 포함되어 있다.

잠들기 바로 전에 하나의 레슨을 탐구해보라. 이렇게 몇 주만 수련해도 생명력을 높이고 몸 전체 기능을 증진시키는데 큰 효과를 볼 수 있을 것이다.

AWARENESS THROUGH MOVEMENT

일반적인 관찰

능력을 증진시켜라

　여기서 소개하는 12개의 레슨은 여러분의 능력을 증진시키기 위해 고안되었다. 불가능을 가능으로, 어려움을 쉬움으로, 그리고 쉬움을 즐거움으로 변화시켜 가능성의 경계를 확장시키는 것이 그 목적이다. 쉽고 즐거운 동작만이 습관화되고, 습관화가 이루어져야 일상의 모든 일들에 적용된다. 어려운 동작은, 그것을 하기 위해 애를 써야 하고, 내부에서 일어나는 대항력을 극복하는데 용을 써야 하기 때문에, 정상적인 일상 생활의 일부가 되지 못한다. 그래서 어려운 동작들은 시간이 흐르면서 점차 도태된다.

50세가 넘어서 담장을 뛰어 넘는 사람은 매우 드물다. 있다고 하더라도 아주 낮은 담장 정도여서 높은 담장이 보이면 일단 돌아갈 길을 찾는다. 하지만 젊은이들은 어려움 없이 보통의 담장을 뛰어 넘는다.

나이든 사람은 어려워 보이는 일을 무조건 피해야 한다거나, 장애를 극복하기 위해 의지력을 내는 일을 삼가야 한다는 뜻은 아니다. 오히려 단지 힘만 드는 일과 능력을 증진시키는 행위 간의 차이를 명확히 분별할 수 있어야 한다는 의미이다. 나이와 상관없이 인간은 의지력을 활용해 자신의 능력을 증진시킬 수 있고, 결국엔 자신이 하는 행위를 명확히 이해한 상태에서 수행할 수 있는 가능성을 지니고 있다.

능력과 의지력

능력_{Ability}이 증가하는 정도에 따라 애써서 무언가 의식적으로 해야 할 필요성은 줄어든다. 능력 증진을 위해 애를 쓰다 보니 의지력_{will power}을 높이기 위해 효율적이고 만족할만한 운동법을 고안하는 사람도 있다. 하지만 이런 문제를 주의깊게 관찰해보면, 의지력이 강한 사람, 그래서 나름대로의 트레이닝을 고안해 열심히 하는 사람이 오히려 상대적으로 능력치가 떨어지는 경우를 종종 보게 된다. 효율적으로 무슨 일을 하는 사람은 특별한 준비 없이, 야단법석을 떨지 않고도 잘 한다. 의지력이 강한 사람은 적절한 힘을 효율적으로 사용하기보다 지나치게 많은 힘을 쓰는 경향이 있다는 뜻이다.

당신이 만약 주로 의지력에 의존하는 사람이라면, 능력을 높이기 위해 지나치게 긴장하거나 에너지를 엄청나게 낭비하는데 익숙해져 있을지도 모른다. 적절히 조율되고 정련된 행동이라면 에너지가 그렇게 많이 들지 않는다.

목적을 달성하기 위해 애를 쓰는 방식과 에너지를 효율적으로 활용하는 방식 중에서 전자가 훨씬 더 심각한 신체 손상을 야기할 수 있다. 효율적인 움직임을 위해 적절히 변환되지 못한 힘은 단순히 사라지는데 그치지 않고 뼈, 근육뿐만 아니라 인체의 다른 부위로 퍼져나가 손상을 일으킨다. 움직임으로 제대로 전환되지 못한 에너지는 인체 시스템에 열을 발생시키거나 변형을 일으킨다. 이렇게 손상된 시스템이 다시 효율적으로 기능하기 위해서는 수복의 과정을 거쳐야 한다.

무언가를 잘 하는 이는 그것을 어렵게 하는 것처럼 보이지 않는다. 사실 어렵게 행하는 움직임은 제대로 하고 있는 것이 아닐 수도 있다.

움직임을 이해하려면 긴장하기보다 느껴야 한다

무언가를 배우려면 시간, 주의집중, 분별력이 필요하다. 그리고 분별력을 얻기 위해서는 감지해야만 한다. 다시 말해, 감지력을 예리하게 다듬어야 무언가를 제대로 배울 수 있다는 뜻이다. 행하는 모든 일에 단순히 힘만 가하며 애쓴다면, 원하는 것과 정확히 반대의 것을 얻게 될 것이다.

움직이는 법을 배울 때는 자기 안에서 일어나는 일에 자유롭게 의식을 집중하라. 이런 상태에서 우리의 마음은 좀 더 명료해지고, 호흡은 쉽게 조절되며, 스트레스로 인한 긴장이 발생하지 않는다. 그런데 지나치게 애써서 노력하면서 배우려고 하면, 움직임의 속도를 높이거나 개선시키기 어렵다. 충분한 노력이 오히려 자신의 발목을 잡을 수 있다. 결국 과한 노력에 의해 호흡을 뺏기고, 관찰하는 능력은 줄어드며, 더 이상의 발전이 일어나지 않는다.

여기서 제시하는 레슨을 하다보면, 독자들은 소개된 운동이 매우 단순하며 쉬운 동작으로 이루어져 있다는 사실을 알게 될 것이다. 하지만 동작을 하는 사람이 스스로 자기 안에서 변화를 발견할 수 있도록 고안되어 있기 때문에, 첫 번째 레슨부터 그러한 변화를 얻을 수 있을 것이다.

예리한 분별력

히브리 성자가 말했다. "바보는 느끼지 못한다." 느끼지 못하면 차이를 감지할 수 없고, 행동과 행동 사이의 차이도 분별하지 못한다. 분별력이 없으면 배움도 없고, 배우는 능력의 증진도 기대할 수 없다. 하지만 이는 단순한 문제가 아니다. 인간의 감각은 그 감각을 일으키는 자극과 이어져 있어서 자극이 최소화되어야 분별력이 예리해지기 때문이다.

예를 들어, 내가 쇠로 된 막대를 들고 있는데 그 위에 파리가 앉았다 날아갔다고 하자. 이때 나는 무게 차이를 분별하지 못할 것이다. 하지만 깃털을 들고 있을 때 파리가 앉으면 그 무게 차이를 느낄 수 있다. 똑같은 이치가 우리의 시각, 청각, 후각, 미각, 온열감각 등 모든 감각 인지에 적용될 수 있다.

여기서 소개하는 운동은 모두 움직일 때 애쓰는 것을 줄이도록 고안되었다. 애써서 하려는 태도 자체가 먼저 줄어들어야 작은 변화를 인지할 수 있다. 과한 노력보다는 감수성을 높이고, 차이를 감지하는 능력을 높여야만, 움직임을 조절하는 능력이 섬세하게 발전한다.

습관의 힘

안 좋은 자세나 움직임이 습관으로 고착되면, 그것을 명확히 인지하고 있다 하더라도 교정하기가 정말 어렵다. 잘못된 습관도 문제지만 동작으로 구현되는 방식도 문제를 일으키기 때문에 반드시 교정이 필요하다. 하지만 습관적으로 해오던 방식 대신 자신이 원하는 방식으로 자세와 움직임을 교정하기 위해서는 충분한 지식과 인내심이 필요하다.

서 있을 때 골반과 복부가 앞쪽으로 과도하게 나가서 머리가 뒤로 당겨진 체형을 가진 사람이 있다고 하자. 이 자세를 좋게 바꾸려고 머리를 앞으로 내밀고 골반을 뒤로 당기면, 아마 스스로 느끼기에 머리가 앞으로 기운 것처럼 느껴지거나 골반이 지나치게 뒤로 이동한 것 같은 착각이 든다. 뭔가 비정상적인 자세로 서 있는 느낌이 들어서 결국 원래의 습관적 자세로 빠르게 되돌아오게 된다.

감각에만 의존해 습관을 변화시키는 것은 거의 불가능하다. 그러니 무언가 의식적인 시도를 하며, 교정한 자세가 비정상적인 느낌이 들지 않도록 새로운 습관을 형성해야만 한다. 이런 시도를 해본 사람은 대부분 습관 하나 바꾸는 것이 정말 어려운 일임을 잘 안다.

움직이면서 생각하기

내가 진행하는 레슨에서, 학생들은 동작을 하는 중에 지도를 받는다. 중간에 동작을 멈추지 않고 나의 지시를 받아 필요한 교정 내용을 수행한다. 이런 방식으로 학생들은 움직이면서 생각하고, 생각하면서 움직인다. 이는 무언가를 하면서 생각을 멈추거나, 생각을 하기 위해 하던 것을 멈추는 방식에서 능력의 사다리를 한 계단 더 오르는 것과 같다(초보 운전자는 운전 중에 지시를 받으면 난감해 하지만, 숙련된 운전자는 어려움 없이 타인의 지시사항에 따라 운전을 할 수 있다).

이 운동을 통해 최대 효과를 보려면, 앞에서 배웠던 레슨의 지시사항을 반영한 상태에서 다음 동작을 해나가야 한다. 또 다음 동작에 대해 생각하면서 지금 하는 동작을 끊김없이 해나가야 한다.

에너지 낭비를 일으키는 동작 피하기

효율적으로 작동하는 기계에서는 모든 부품들이 정확히 맞물려 돌아간다. 부품 사이에 기름칠이 잘 되어 있고, 맞물린 면에는 먼지나 이물질이 없으며, 기계를 작동시키는데 사용된 연료는 열역학적 한계까지 활용되어 운동에너지로 변환된다. 또 기계가 구동될 때는 어떠한 소음 또는 진동도 생기지 않는다. 낭비되는 에너지가 없으니 기계의 힘을 저하시키는 쓸데 없는 움직임이 전혀 일어나지 않는다.

여기서 소개하는 운동 또한 이와 같은 방식으로 고안되었다. 동작을 할 때 과도한 움직임을 점차 줄여나가고, 움직임을 방해하거나 제한하는 모든 것들을 덜어나가는 것이 그 목적이다.

요즈음 유행하는 교수법들은 보통 어떤 대가를 치르더라도 특정한 목적을 달성하는데 초점이 맞추어져 있다. 배우는 사람의 통합적인 측면이 흐트러지거나 에너지가 낭비되는 측면엔 전혀 고려가 없다. 인체에서 생각하고, 느끼고, 통제하는데 관여하는 기관들이 통합되어 있지 않으면 적절히 협응하고, 지속적으로 반응하고, 부드럽고 효율적이며, 그래서 즐거운 느낌을 주는 움직임은 일어나지 않는다. 이는 그 움직임을 일으키는데 관여하는 부품들이 마구잡이로 사용되거나 심지어 서로 간섭하기 때문이다. 그 결과 특정한 동작을 행하면서 동시에 그 동작을 방해하는 일이 발생하기도 한다. 이때에는 정신적 노력만이 삐그덕거리며 에너지를 낭비시키는 동작을 원하는 목적에 부합된 동작이 되게 변형시킬 수 있다. 불행히도 이 상황에서 의지력을 지나치게 가하면 비효율적인 움직임이 은폐될 수도 있다. 원하는 목적을 방해하기만 하는 지나친 의지력will power을 줄이는 법을 배우는 것이 올바른 접근법이다. 의지력은 엄청난 노력을 해야 하는 초인적인 상황에서만 쓰도록 하라.

이 책을 읽는 독자들은 내가 말하는 것을 스스로 체득했을 때 다시 이 내용을 되새겨 보기 바란다. 그렇게 체득을 얻어 나가면 자신이 원하는 길에서 더 나은 진보를 이루게 될 것이다.

운동할 때의 호흡 리듬

하나의 레슨에서 제시하는 운동을 적절히 수행하고 나면, 살아있고 이완된 느낌이 생겨 잠이 잘 오거나 휴가를 얻은 것 같은 기분이 들어야 한다. 이런 느낌이 안 난다면 제시된 운동을 할 때 지나치게 서둘렀거나 호흡에 집중하지 않고 동작을 했을 수 있다.

운동 속도는 항상 호흡 리듬과 맞아야 한다. 몸의 통합성이 커질수록 호흡은 다양한 동작에 자연스럽게 녹아든다.

동작 속도

하나의 레슨을 처음으로 할 때는 책에서 지시한 사항을 최대한 느리게 시행해야 한다. 모든 레슨을 끝내고 두 번째로 할 때는 부드럽게 이어지거나 쉽게 느껴지는 동작을 좀 더 빠르게 하는 게 좋다. 결국엔 동작 속도를 최대한 느리게 하는 방식에서 최대한 빠르게 하는 방식까지 자유롭게 선택하여 할 수 있게 될 것이다.

AWARENESS THROUGH MOVEMENT

… SOME PRACTICAL HINTS

도움이 되는 실용적 조언

언제 운동을 할 것인가?

여기서 제시한 운동은 밤에 잠자리에 들기 전에 하면 가장 좋다. 밤에 한다면 적어도 저녁 식사 한 시간 후에 하고, 운동이 끝나자마자 잠자리에 들도록 한다. 이렇게 하면 좋은 가장 중요한 이유는 하루 동안 일을 하면서 쌓였던 근육 긴장과 정신적 긴장을 운동을 통해 동시에 이완시킬 수 있기 때문이다. 운동 후 잠에 들면 좀 더 편안하고 쾌적한 숙면을 취할 수 있다.

아침에 일어나면 침대에서 일 분 이상 몸을 스트레칭하면서 지난 밤에 했던 레슨의 전반적인 느낌을 상기해본다. 그리고 기억나는 동작 두세 개를 반복해보라. 낮동안 일을 하면서도 때때로 레슨 내용을 떠올리고 레슨을 통해 변화된 것이 있는지 확인해 본다.

낮동안 일정한 시간에 레슨 내용을 겨우 몇 초라도 떠올리면 좋다. 지난 밤 레슨을 상기시킬 때마다 그 내용이 마음 속에 좀 더 명확하게 자리잡게 될 것이다.

운동이 일상의 습관으로 안착되면 편할 때 언제라도 해도 된다.

레슨 시간은 어느 정도로 해야 하는가?

레슨 시간은 자신의 운동 속도에 달렸다. 앞쪽에서 배우는 레슨들에서는 동작들의 반복 횟수가 전체 시간을 결정한다. 일단 각각의 동작을 10회 정도 반복하면서 시작한다. 레슨이 진행되면서 횟수를 25회까지 늘릴 수도 있는데, 이는 현재 하고 있는 레슨의 지시사항에 맞춰 결정하면 된다. 하나의 동작을 수백 번 반복하는 것도 가능하고, 또 상황에 따라서 그렇게 하는 것이 좋은 경우도 있다. 동작의 속도 또한 최대한 느리게 하는 방식에서 최대한 빠르게 하는 방식으로 변화를 줄 수 있다. 하지만 빨리 하라는 것이 서두르라는 것은 아니라는 점을 잘 기억하라.

이런 점에서 봤을 때 앞쪽에 위치한 레슨들은 보통 한 레슨 당 대략 45분 정도의 시간이 필요하고, 뒤쪽의 레슨들은 20분 또는 그보다 조금 더 든다. 배운 운동이 일상의 습관으로 자리를 잡아 익숙해지면,

하나의 레슨을 단지 잠깐 떠올리는 방식에서 원하는 만큼의 시간을 들여서 자신에게 맞게 오래 하는 방식까지 다양하게 변화시킬 수 있다.

어디에서 운동을 하면 좋은가?

팔과 다리를 좌우로 뻗었을 때 주변의 가구나 물체에 닿지 않을 만큼 넓은 공간에서 운동을 하라. 바닥엔 카펫이나 매트가 깔려 있으면 좋다. 바닥에 누워서 동작을 할 때 불편한 느낌이 들면 두터운 담요를 깔고 해도 좋고, 상황에 따라 침대 위에서도 가능하다.

어떤 옷을 입고 운동을 해야 하나?

동작을 할 때 옷은 적게 입을수록 좋다. 입고 있는 옷이 편하고 동작과 호흡을 방해하지 않는지 늘 확인하라. 지나치게 조이는 옷은 피한다. 등 뒤쪽에 단추나 지퍼가 달린 옷도 좋지 않다.

어떻게 레슨을 진행할 것인가?

혼자서 레슨을 진행할 수밖에 없고, 그래서 레슨 지시사항을 자신이 읽어야 하는 경우엔, 한 번에 진도를 최대한 적게 나가는 것이 좋다. 지시 문단을 조금만 읽고, 뭘 해야 하는지 정확히 이해한 다음에 레슨을 진행하라. 레슨 안에 소개된 하나의 동작을 지시사항에 맞게 약 25회 반복한 후 다음 문단을 읽고, 또 다음 동작을 해보라. 이런 방식으로 레슨을 진행하면 시간이 많이 걸린다. 그러니 하나의 레슨을 몇 개로 분할하여 시행하라. 한 레슨에 소개된 모든 동작을 익힌 다음엔 분할된 문단의 내용에 구속되지 않아도 된다. 전체 레슨을 한번에 진행할 수 있어야 한다.

도움이 되는 실용적 조언

LESSON 01

좋은 자세란 무엇인가?
WHAT IS GOOD POSTURE?

"똑바른straight"이라는 표현은 오해의 여지가 많다. 이 단어는 자세를 개선시켜서 얻고 싶거나 보고 싶은 결과를 전혀 반영하지 못한다. "똑바른"이라는 단어는 순전히 심미적인 의미를 지니고 있으며, 자세와 관련해 아무런 기여도 하지 못한다. 또한 잘못된 자세를 교정하는 측면에서도 아무런 기준을 제시하지 못한다.

AWARENESS THROUGH MOVEMENT

겉모습이 똑바르다고 해서 좋은 자세는 아니다

어머니나 선생님 아니면 주변 사람들에게서, "똑바로 앉아!", "똑바로 서!"라는 말을 자주 들었을 것이다. 그들은 이런 말을 할 때 확신과 자신감이 가득한 어조로 명령을 내린다. 그런데 어떻게 해야 똑바로 앉고 설 수 있는지 묻는다면 보통 이렇게 말한다. "뭔 말이니? 똑바르다는 게 뭔지 몰라? 똑바른 게 똑바른 거야!"

똑바로 서고, 똑바로 걷는 사람도 있다. 물론 허리를 곧게 세우고 머리를 높게 든 모습에 "똑바로 선 자세"를 이루는 어떠한 요소가 있는 건 분명하다.

똑바로 앉거나 서라는 말을 듣고서 재빨리 허리를 곧게 세우고 머리를 높게 든 아이나 어른을 관찰해 보면, 확실히 그들이 몸을 쓰는 방식에 뭔가 잘못된 점이 있는 것 같다. 바른 자세에 대한 그들의 생각이 그런 결과를 낳은 것이다. 하지만 계속해서 "곧은" 자세를 유지하려면 꾸준히 애를 써야 하며, 애써서 그 자세를 유지하다가 해야만 하는 일, 다급하고 흥미를 끄는 사건이 일어나면 집중력을 뺏겨 금방 허리를 굽히며 원래 자세로 되돌아간다.

물론 이 경우 주변 사람에게서 다시 똑바로 서라는 명령을 받지 않거나, 명령받은 사항을 반드시 이행해야 한다는 마음이 들지 않는다면, 계속해서 "똑바로 선 자세를 유지"하려고 하진 않을 것이다.

수직 자세를 똑바로 선 자세로 착각한다

똑바로 서라는 말을 들었을 때 대부분의 사람들은 그게 지면과 수직으로 선 자세로 받아들인다. 하지만 유명한 해부학자인 알비누스 Albinus가 그린 이상적인 골격 구조도를 보면 인체에서 겨우 두 부위 정도, 그것도 아주 작은 영역이 겨우 수직에 가깝다는 것을 알 수 있다. 목 끝부분에 있는 척추, 그리고 흉곽과 엉덩이 사이에 있는 척추에서 수직에 가까운 뼈를 관찰할 수 있지만, 다른 대부분의 뼈들 중에 정확히 수직 방향으로 배열된 뼈는 없다. 물론 팔에 있는 뼈들 중에는 간혹 수직에 가깝게 배열된 것이 있다. 하지만 여기서 "똑바른 자세"라는 표현을 했을 때 그 의미가 확실히 수직 자세는 아니며, 수직 자세가 똑바로 선 자세는 아니다.

똑바르다는 것은 심미적 개념일 뿐이다

"똑바른_straight_"이라는 표현은 오해의 여지가 많다. 이 단어는 자세를 개선시켜서 얻고 싶거나 보고 싶은 결과를 전혀 반영하지 못한다. "똑바른"이라는 단어는 순전히 심미적인 의미를 지니고 있으며, 자세와 관련해 아무런 기여도 하지 못한다. 또한 잘못된 자세를 교정하는 측면에서도 아무런 기준을 제시하지 못한다.

똑바르다는 것은 매우 정적인 상태이며, 이 기하학적 개념은 인간의 자세를 바라볼 때 별 의미가 없다. 인체의 어느 부위도 기하학적으로 똑바른 상태에서 움직임 없이 존재하진 않으며, 어떤 자세도 불변하거나 똑같지 않기 때문이다.

척추가 부러져 허리를 바르게 세우지 못하는 사람들을 보면 똑바른 자세가 얼마나 허구적 개념인지 알 수 있다. 이들은 어떻게 서고 앉을까? 장애가 있는 사람은 정말로 신체를 적절히, 효과적으로, 또는 우아하게 사용하지 못하는 걸까? 그렇지 않다. 장애로 문제를 안고 살아가는 이들이라도 건강한 사람보다 더 몸을 잘 활용할 수 있다. 뼈 구조에 심각한 상해가 가해진 사람이라도 얼마든지 힘있고, 정확하고, 우아한 동작을 할 수 있다. 그러니 "똑바른" 자세가 좋다는 개념은 이들에게 전혀 적용되지 않는다.

골격, 근육, 중력

자연의 법칙을 거스리지 않는 자세라면 어떤 것도 괜찮다. 자연스러운 자세란 인체 골격이 중력의 당기는 힘에 반발하지 않고, 근육이 동작을 자유롭게 이끄는 자세이다. 이 자세에서는 신경계와 근골격계가 중력의 영향 하에서 함께 발전하며, 중력이 작용해도 에너지 낭비가 없는 상태에서 골격계 지지가 가능하다. 반면, 근육이 골격계가 할 일을 대신하면 에너지가 끊임없이 낭비될 뿐만 아니라 몸의 위치를 변화시키는 기능, 즉 움직임이 자연스럽게 일어나지 않고 계속 방해 받는다.

자세가 안 좋으면 근육은 골격이 할 일을 떠맡는다. 안 좋은 자세를 교정할 때 중력에 대한 신경계의 반응을 왜곡시킨 것이 무엇인지, 그리고 살아오면서 그러한 왜곡에 신체의 다른 모든 부위가 어떻게 적응해왔는지 찾아내야만 한다.

실질적으로 자세 문제를 교정하기 위해서는 위에서 언급한 개념을 명료하게 하고 검사를 명확히 해야 한다. 그러려면 먼저 중력의 작용에 대한 신경계의 올바른 반응이 어떤 것인지 알아야 한다.

이완에 대한 착각

아래턱을 살펴보자. 대부분의 사람들은 말을 안 할 때, 음식을 먹을 때, 혹은 무언가 할 때 입을 다문다. 무엇이 아래턱을 떨어지기 않고 위쪽에 붙어 있게 하는 걸까? 만일 이완이 좋은 거라면, 아래턱도 평소에 이완되어 자연스럽게 늘어져 있고 입은 늘 크게 열려 있어야 하는 게 아닐까? 하지만 이렇게 극단적인 일은 태어나면서부터 선천적 문제가 있거나, 쇼크를 받아 마비가 된 경우에만 발생한다.

턱은 인체에서 매우 중요한 부위인데, 이런 부위가 왜 깨어 있을 때엔 근육에 의해 끊임없이 당겨져 입을 닫게 만드는지, 그런데도 우리는 아래턱이 계속해서 끌려 올라가 있는 상태를 전혀 감지하지 못하고 살아가는지 이해하는 것이 중요하다. 아래턱을 자유롭게 늘어뜨리기 위해서는 항상 수축되어 있는 턱 주변 근육의 기능을 억제하는 법을 알아야 한다. 아래턱을 이완시켜 턱 자체 무게에 의해 입이 완전히 열리게 하는 일은 결코 쉽지 않다. 하지만 이완에 성공해 입을 벌리면 얼굴과 눈이 만들어 내는 표정도 변하는 것을 알 수 있다. 이 실험의 끝에서 우리는 평소에 아래턱을 너무 꽉 닫고 있다는 사실도 깨닫게 될 것이다.

어쩌면 이 실험을 통해 과도한 긴장이 발생하는 원인도 알게 될 것이다. 턱이 이완된 다음에 긴장이 다시 발생하는지 관찰해보라. 이를 통해 우리는 인간이 자신의 능력과 자기 자신에 대해 거의 아는 게 별로 없다는 사실을 알게 된다.

이 사소한 실험이 감수성 예민한 사람에게는 정말 크게 다가올 수 있다. 이런 일은 직장에 나가 업무를 보는 것보다 중요할 수도 있다. 사실 생계를 유지하기 위해 능력을 계발시키는 일은 자기 일에서 효율을 떨어뜨리는 것이 뭔지 알아채기만 하면 그걸 개선시킬 수 있기 때문이다.

항중력 근육의 작용은 인지할 수 없다

아래턱 외에도 평소에 아래로 떨어지지 않고 계속 닫혀 있는 인체 구조물이 여러 개 존재한다. 머리도 아래턱처럼 아래로 떨어지지 않는다. 대략 양쪽 귀를 연결한 중간쯤에서 척추와 머리가 만나지만, 머리의 중력 중심은 이보다 조금 앞에 위치한다. 머리 뒤쪽보다 앞쪽에 있는 얼굴 부위가 좀 더 무겁기 때문에 머리가 앞으로 떨어질 것 같지만, 이를 방지하는 시스템이 있어서 그 자세를 유지하고 있는 게 확실하다.

물론 목 뒤쪽 근육을 완벽히 이완하면 머리가 앞쪽으로 떨어져 턱이 흉골에 닿을 정도로 낮아진다. 하지만 인간은 특별히 의식하지 않아도 목 뒤쪽 근육을 수축해 머리를 바로 세우고 생활할 수 있다.

서 있는 자세에서 종아리 중간쯤에 있는 근육인 비복근을 살펴보면, 이 근육이 아주 강하게 수축되어 있음을 알 수 있다. 서 있을 때 종아리에 있는 근육들이 완전히 이완된다면 몸은 앞으로 무너질 것이다. 좋은 자세에서는 종아리를 구성하는 뼈들이 수직선보다 약간 앞쪽으로 기울어 있는데, 종아리 근육들이 강하게 수축하여 몸이 앞으로 무너지지 않게 방지하는 역할을 한다.

어떻게 서 있는지도 인지하지 못한다

인체에서 항중력 근육이 하는 일에 대해 우리는 거의 인지하지 못한다. 항중력 근육은 해당 근육의 작용이 방해받거나 아니면 강하게 사용될 때만 인지 가능하다. 이 경우엔 명확하게 인지한 상태에서 항중력 근육을 수의적으로 수축할 수 있다. 하지만 항중력 근육은 보통 수축 상태로 있기 때문에 이렇게 의도적으로 무언가를 하기 전에는 그 변화를 감지하기 어렵다. 평소에 이런 근육에 가는 신호는 신경계의 조금 다른 영역에서 비롯된다. 신경계의 한 그룹은 섬세한 동작을 일으키지만, 또 다른 그룹이 항중력 근육에 수축 신호를 보내서 중력 안에서 정확한 균형을 이루게 한다.

직립자세는 신경계의 오래된 영역에서 담당한다

연구에 따르면 팔, 눈, 눈꺼풀 등과 같은 신체 부위의 특정 근육은 늘 수축하고 있다. 하지만 그러한 수축은 잘 감지되지 않고 또 의식적인 노력으로도 인지하기가 쉽지 않다. 자신의 눈꺼풀이 얼마나 올라가 있고 또 그 무게가 어느 정도인지 인지하는 사람은 몇 명이나 될까? 깨어 있다가 잠이 드는 사이, 눈을 뜨고 있기가 어렵게 느껴지는 그 순간이 아니면, 다시 말해 눈을 뜨려는 노력을 해야만 하는 그때가 아니면 눈꺼풀의 무게를 느끼기는 어렵다. 그런데 직립자세로 서 있을 때는 눈꺼풀이 어느 정도 무게가 있음에도 불구하고 내려와 눈을 덮진 않는다. 직립자세는 신경계의 특수한 영역에서 담당한다. 직립자세를 이루기 위해서는 엄청나게 복잡한 작업이 이루어져야 하며, 이러한 작업은 인간의 의식적인 마음을 관통하는 어떤 힌트를 제공한다. 이때 관여하는 신경 영역은 인간 종의 진화에서 가장 오래된 부위 중 하나이다. 확실히 직립자세에 관여하는 신경 영역은 대뇌에서 수의적 통제를 담당하는 영역보다 물리적으로 하부에 위치하며, 매우 오래된 영역이다.

본능과 의도 사이의 연결성

좋은 자세는 큰 문제 없이 태어난 모든 인간의 특권이 되어야 한다. 좋은 자세는 개인의 의지와 상관없이 자동적으로 구동되는 특정 시스템의 작동 결과이기 때문에, 모든 인간은 같은 방식으로 올바른 직립 자세를 유지할 수 있다. 이는 한 마리의 고양이가 다른 모든 고양이와 같은 방식으로 서고, 모든 참새가 똑같은 방식으로 나는 것에 비유할 수 있다.

하지만 현실에서는 보다 단순하면서도 복잡한 문제가 공존한다. 인간은 본능과 의식을 서로 완전히 다른 그 무엇이라고 생각한다. 벌이나 거미, 그리고 동물의 왕국에서 살아가는 솜씨 좋은 동물들은 본능적이고 자동적으로, 어떠한 학습도 없이, 무언가를 잘 만든다. 하지만 인간은 뇌, 의식, 의지의 도움을 받으며 엄청나게 공부한 다음에야 그들이 하는 것과 비슷한 수준의 일을 할 수 있다. 물론 이러한 비유가 꼭 정확한 것은 아닐 수도 있다. 본능 또한 완전히 자동적으로 작동되지는 않고, 인간이 하는 일이라고 해서 온전히 본능이 결여된 것은 아니기 때문이다.

인간은 배우는 능력을 활용해 동물적 본능을 대체해왔다

인간의 본능은 동물에 비해 미미한 수준으로 약화되어 왔다. 예를 들어, 모든 아이들이 태어나자마자 숨을 쉬는 건 아니기 때문에, 어머니 뱃속에서 빠져 나왔는데 숨을 안 쉬는 아이에게 첫숨을 쉬게 하려면 뭔가 폭력적인 힘을 가해야 할 때가 있다. 똑같은 일이 아이의 수유 과정에도 적용된다. 태어나서 생명을 유지하려면 어머니의 젖을 빨아야 하는데, 그러한 충동이나 욕구가 없는 아이를 자극하거나 유도함으로써 아이의 생존 본능을 일깨워야만 하는 경우도 있다. 인간은 명확하고 견실한 본능을 지니고 있지 않다. 그래서 걷기 또는 인체의 다른 움직임을 인도하는 본능, 심지어 성적인 본능조차 약화된 사람도 있다. 반면 인간의 학습 능력은 다른 어떤 생명체와도 비교불가한 수준을 자랑한다. 이에 비해 본능이 강한 동물일수록 쉽게 자신의 행동에 저항하거나 그 행동을 잘 멈추지 못한다. 확실히 본능적인 행동은 쉽게 변화시키기도 어렵지만 영속시키기도 어렵다.

인간은 경험을 통해 익숙한 자극에 새로운 방식으로 반응할 수 있는 방법을 발전시킬 수 있다. 이게 바로 인간에게 고유한 속성인 학습 능력이다. 이 학습 능력 ability to learn 덕문에 인간은 자그마한 변화조차 엄청난 난제로 작용하는 강력한 본능의 세계에서 자신만의 위치를 확보할 수 있게 되었다.

인간은 주로 자신의 경험에서 배우고, 동물은 주로 해당 종의 경험에서 배운다

언어 기능 덕분에 인간은 다른 기능을 이해하는데 큰 도움을 받는다. 그래서 특별히 큰 장애가 없이 태어난 아이들은 자신의 골격, 근육, 신경을 활용해 귀로 듣고 입으로 소리를 흉내 내면서 말하는 법을 배운다. 하지만 본능이 강한 동물들은 특별히 학습해야만 하는 게 거의 없다. 태어나면서부터 신경계에 각인된 수행 메커니즘에 따라 행동하면 되기 때문이다. 동물들은 신경계 연결성이 이미 결정된 상태로 태어나기 때문에, 자신의 행동을 지속하는데 필요한 최소한의 경험만 하면 된다.

나이팅게일은 일본에 살든 멕시코에서 살든 똑같은 소리로 운다 (이 사실이 과학적으로 절대적으로 엄밀하다고 볼 수는 없지만, 여기서 전개하는 논리적 목적에 부합되는 예라고 볼 수 있다). 또 벌은 어디에서 살아가든 똑같은 패턴의 벌집을 만들고, 늑대와 자칼의 혈액을 공유하고 있다고 해도 개의 혈액을 지닌 모든 동물들은 소리를 내며 짖는 행위를 한다.

하지만 인간은 고정된 형태의 발음패턴을 지니고 태어나지 않으며, 발음 방식도 자라면서 발전한다. 또한 발음 기관까지 해부학적으로, 그리고 동시에 기능적으로도 성장해 나간다. 중국에서 자란 아이는 중국어를 하고, 다른 언어 환경에서 자란 아이는 그곳에 적합한 언어를 구사한다. 언어를 구사하는데 활용되는 근육과 이를 자극하는 신경 세포들 사이의 연결성은 개인적인 경험을 형성하며, 이러한 경험을 통해 아이는 어디에서 태어나 자라든 자신만의 발음패턴으로 말을 하게 된다.

처음에 발음과 관련된 신경 세포에는 그 사람이 경험한 언어 환경과 관련된 다양한 조합의 자극이 전해진다. 인간 종의 집단적 경험이 아니라 개인적 경험에 따라 형성된 패턴은 그 경험이 안정적으로 전해지는 동안엔 꾸준히 이어진다. 하지만 상황에 따라 우리가 모국어를 상실할 수도 있고, 새롭게 다른 언어를 구사하는 것도 그리 어려운 일은 아니다.

개인적 경험

하지만 어린 시절에 경험한 일들이 나중에 경험한 것보다 입의 발달과 성대의 상대적 강약에 영향을 더 많이 주는 것은 확실해 보인다. 그래서 나이가 들어 새로운 언어를 배우면 어린 시절에 배웠던 언어가 방해꾼으로 작용해 새로운 발음패턴에 익숙해지기 어렵게 만든다. 다시 말해 입과 성대 주변의 근육 움직임이 모국어에 맞춰져 있기 때문에, 새로운 언어를 배울 때 기존의 패턴이 자동적으로 새로운 발음패턴 습득을 방해하는 것이다.

인간은 뛰어난 적응력을 지니고 있다

이러한 관찰을 통해 우리는 인간들마다 서기 자세, 걷기 자세가 서로 다른 이유를 이해할 수 있다. 서기, 걷기와 관련된 기능은 뇌의 영역 중 수의적 통제보다는 본능적 통제와 가까운 영역이 관여를 하지만, 개인적 경험이 다르기 때문에 다른 자세를 갖게 되는 것이다.

걷는 능력은 언어 능력보다 먼저 확립된다. 하지만 발음패턴이 개인마다 다르듯 직립자세 또한 정해진 형태의 신경 연결성이 아닌 개인적 경험의 다양성에 영향을 받는다. 인간은 동물들보다 훨씬 자유롭게 주변 환경에 적응한다. 동물은 종에 상관없이 태어나서 몇 분 안에 걷고, 달리고, 넘어졌다 일어나는 일을 할 수 있다. 동물은 태어나면서부터 확립되고 고정된 기능을 수행하며 개체간의 차이가 거의 없다. 하지만 인간은 개인적 경험에 따라 다른 패턴을 발전시키기 때문에 개인간의 차이가 존재하는 것이 당연하다.

자세의 역동적 측면

앉기, 서기 자세를 단지 정적인 측면에서 바라보면 이를 발전시키기 어렵다. 하지만 그렇게 바라보는 사람들이 대부분이기 때문에 자세를 바라보는 역동적 관점을 살펴볼 필요가 있다. 역동적 관점 dynamic point of view에서 보면 모든 정적인 자세stable posture는 우리가 움직이는 동안 일련의 위치 이동을 하는 가운데 지나는 단 하나의 지점이다. 좌우로 움직이는 진자를 예로 들어보자. 진자는 안정된 지점을 최대 속도로 통과해 지나간다. 진자가 흔들리지 않을 때는 움직임의 중심점에 가만히 멈추어 있고, 외력이 가해지기 전까지는 다시 움직이지 않는다. 이렇게 진자가 정지된 위치에 있으면 그 상태를 유지하기 위해 아무런 에너지도 소모되지 않는다. 마찬가지로 걷기, 서기, 앉기 동작을 할 때 인간의 몸은 직립 안정 자세를 지나쳐 가는데, 이 자세에서는 아무런 에너지가 소모되지 않는다. 하지만 움직임이 중력에 완벽히 적응되어 있지 않으면, 신체가 이 안정 자세를 지나갈 때에도 그 자세 자체가 완벽하게 안정적이지 않기 때문에, 근육이 끊임없이 과잉 노동을 하게 된다.

완벽하게 안정 자세로 서거나 앉아 있으면 그 자세를 유지하기 위해 아무런 노력이 들지 않는다. 또 정적 상태에서 다른 움직임이 일어날 때도 최소의 에너지가 소모된다. 그리고 정적 자세 자체를 유지하는 데에도 아무런 에너지가 들지 않는다.

자동적 통제와 수의적 통제

우리가 의도적으로 수의근voluntary muscles을 움직일 때, 신경계의 무의식 영역에서 내려오는 다른 명령 신호에 맞춰 움직이는 근육과의 연계 반응이 동시에 일어난다면, 움직임의 이론적 측면과 실제적 측면 사이의 어려운 요소는 대부분 사라진다. 보통 근육에 대한 수의적 통제 voluntary control를 통해 원하는 동작을 하고 있는 가운데에도 자동적 통제 automatic control가 계속 일어난다. 하지만 넘어지거나 생명의 위협을 느끼는 상황에서는 인체의 자동 시스템이 작동하여 우리가 인지하기도 전에 가장 빠른 반응을 하며 위험 상황에 대처한다. 바나나 껍질에 미끄러졌던 때를 떠올려 보면 자신이 인지하기도 전에 몸이 "스스로" 반사적 움직임을 보인다는 사실을 알게 된다.

인간은 근육에 대한 운동감각 감지 kinesthetic sense 능력이 있기 때문에, 안정된 자세로 가만히 있어도 그 상태를 알아챌 수 있다. 하지만 안정된 자세를 유지하기 위해서는 근육의 수의적 통제 시스템이 작동되어야 한다. 만약 자동적 시스템만 작동하고 수의적 통제력이 잠깐 멈춘다면 불안정한 자세가 만들어진다. 그러다 다시 자동적 시스템이 인체를 안정된 자세로 만드는 순간 수의적 통제력도 되돌아온다.

감각 왜곡이 생기는 이유

인지 능력을 감소시키는 것은 그게 무엇이든 자극에 대한 반응을 느리게 한다. 그렇기 때문에 정적인 자세가 다양하게 변할 때 이를 미리 예측하고 있어야만 자세를 올바로 교정할 수 있다. 그런데 급박한 상황에서는 안정된 자세를 유지하기 위해 근육이 더 많은 일을 해야만 한다. 변화가 심한 상황에서는 그 변화를 명확하게 인지하는 능력이 감소하며, 변화에 대한 대응을 용이하게 하기 위해 위상 공간 안에서 인체의 움직임과 통제에 관여하는 모든 시스템이 동원된다. 그러다 문제가 커지면 통제력 또한 심각하게 상실되어 관련된 인체 시스템에 손상이 올 수도 있다.

인체 손상이 발생하는 주된 이유 중 하나는 통증이다. 통증은 물리적인 몸에서 비롯되기도 하지만 감정 문제 때문에 발생하기도 한다. 통증 때문에 우리는 자신감을 잃거나 몸에 대한 통제력이 줄어들며, 그 결과 좋은 자세를 취하기 어렵게 된다. 이런 통증을 안고 살아가는 사람들은 자신에 대한 믿음 또한 저하된다. 통증 상황에서는 신경계 긴장도 높아진다. 이로 인해 감지력도 줄어들어 좋은 자세를 감지하는 능력까지 조금씩 왜곡되며, 결국 인지하지 못하는 가운데 근긴장도 높아진다. 이런 상황에서는 몸에 대한 통제력도 왜곡되며, 별로 하는 일 없이 지내는 것 같아도 끊임없이 불필요한 긴장이 근육에 쌓이게 된다.

수의적 동작을 감지하는 능력

사람들은 습관화된 근육의 움직임을 보통은 잘 인지하지 못하며 살아간다. 하지만 우리가 수의적인 동작을 할 때 사용되는 근육의 움직임을 인지하는 능력을 높일 수 있다면, 습관적으로 이루어지는 근육 작용을 알아채는 법을 학습할 수 있을 것이다. 또 과도하게 애를 써가며 몸을 움직이지 않을 수 있다면, 이상적이고 안정적인 자세를 좀 더 명확하게 인지할 수도 있을 것이다. 그렇게 되면 의식적으로 근육을 써가며 평형 자세를 유지하려는 모든 노력이 사라진 상태로 "되돌아가게" 될 것이다. 평형_{equilibrium} 자세를 유지하는 것은 주로 신경계의 오래된 영역이 담당하며, 이 상태에서는 유전적으로 타고난 물리적 신체와 최적의 자세가 서로 공존한다.

평형 자세의 역동성

이제 물리적으로 안정된 상태가 지닌 역동적인 측면을 살펴보면서 가능한 많은 것들을 배워보도록 하자. 진자는 안정된 상태에서 자신이 지나는 경로의 중점에 가만히 정지한 채로 있는데, 이때는 중력이 아래서 당기는 힘에 의해 지면과 완전히 수직을 유지한다. 그러다 진자는 외력을 받아 움직이지만, 시간이 지나면서 점차 마찰에 의해 다시 그 진폭이 조금씩 줄어들다가 처음의 안정 위치로 돌아와 정지한다. 이렇게 안정된 자세에서는 중력이 수직으로 당기는 힘보다 오히려 다른 방향에서 미세하게 가해지는 힘에 쉽게 움직임이 일어난다. 이와 같은 원리는 평형 상태를 이루고 있는 모든 물체에 그대로 적용된다. 예를 들어, 다 자란 나무 꼭대기는 어느 방향에서 바람이 불더라도 그 바람에 맞춰 휜다. 마찬가지로 좋은 직립 자세에서는 근육이 조금만 수축해도 쉽게 원하는 어느 방향으로도 움직임이 일어날 수 있다. 이는 직립 자세가 바르다면, 수의적 통제를 받는 근육의 작용이 없어도, 그 자세가 유지된다는 뜻이다. 이때의 근육 작용은 의도적일 수도 있지만 습관적으로 발생하는 현상이여서 무의식적으로도 이루어질 수 있다.

선 자세에서 몸 흔들기　　ATM

똑바로 선 자세에서 바람에 나뭇가지가 흔들리는 것처럼 몸을 가볍게 좌우로 움직여보라. 이때 척추와 머리의 움직임에 집중한다. 이 움직임과 자신의 호흡 사이의 관계를 관찰할 수 있을 때까지 약 10에서 15회 정도 작은 진폭으로 조용하게 움직인다. 그런 다음 이제 같은 동작을 앞뒤로도 해본다. 대부분의 경우 앞쪽보다는 뒤쪽으로 움직이는 것이 더 쉽고 그 폭도 크다는 것을 알게 될 것이다. 뒤쪽으로 움직일 때는 발목에 약간의 긴장이 생기는 것도 감지할 수 있다.

◇◇◇◇◇

앞의 동작을 할 때 발목에서 긴장이 생기는 포인트는 사람마다 차이가 있다. 아주 드물게도 어깨, 흉골, 목 뒤쪽, 늑골과 횡격막 등에 있는 모든 근육들이 완벽하게 조직화되어 있는 사람이라면 몸을 좌우로 또는 앞뒤로 가볍게 흔드는 동작을 하면서도 호흡을 끊임없이 관찰할 수 있다.

◇◇◇◇◇

이제 발바닥은 지면에 고정시킨 자세에서 머리 꼭대기가 수평면 상에서 동그란 원을 그리듯이 몸 전체를 움직여보라. 정강이 중간 아래쪽과 발목에서 일어나는 모든 움직임을 감지할 수 있을 때까지 계속한다. 그런 다음 앞에서 했던 것처럼 좌우로, 앞뒤로 몸을 움직인 후 머리 꼭대기로 원을 그리는 동작을 해본다. 원을 그릴 때 좌우로 모두 해본다. 하지만 이번에는 왼발 엄지발가락만 바닥에 대고 오른발에 몸무게를 모두 실은 상태에서 회전한다. 왼발은 균형을 정확히 유지하며 호흡을 방해하지 않을 용도로만 쓰고 이 움직임에 관여해서는 안 된다. 이번엔 반대로 왼발에 몸무게를 모두 실은 자세에서 동작을 반복한다. 가능한 부드럽고 편안하게 동작이 이어지도록 각각 약 20 ~ 30회 반복한다.

앉은 자세에서 몸 흔들기　　　　ATM

　　의자 끝부분에 앉는다. 양발은 바닥에 붙이고 두 발 사이 거리는 조금 많이 벌린다. 이 자세에서 무릎이 좌우로 움직이고 발목에서부터의 움직임이 쉽게 일어날 수 있도록 다리 근육을 이완한다. 그런 다음 몸통을 좌우로 흔들며 호흡이 부드럽게 느껴질 때까지 움직인다. 이제 잠시 쉬었다 고관절과 골반에서, 그리고 발목의 움직임이 인지될 때까지 몸통을 앞뒤로 움직인다.

　　이제 앉은 자세에서 머리 꼭대기로 원을 그린다. 이때의 전체 움직임은 원뿔과 같다. 꼬리뼈가 꼭지점이 되어 의자 바닥을 향하고, 척추가 막대기처럼 움직이면 머리가 원을 그린다. 이때 척추의 상대적인 위치가 변하지 않도록 주의한다. 반대 방향으로도 회전한다. 움직임을 방해하는 모든 요소들이 사라져 부드럽고 유동적인 동작이 될 때까지 반복한다.

선 자세와 앉은 자세 사이의 역동적 연결성

여기서 우린 앉은 자세와 선 자세 사이의 역동적 연결성dynamic link이라는 정말 중요한 지점에 도달하게 된다. 대부분의 사람들은 앉은 자세에서 선 자세로 위치를 바꿀 때 뭔가 힘을 쓰는 느낌을 받는다. 물론 그러한 자세 변화가 생길 때 자신의 목 뒤쪽 근육이 수축하면서 머리가 뒤로 당겨지고 턱이 앞쪽으로 들린다는 사실은 잘 인지하지 못한다. 이때 생기는 불필요한 긴장은, 앉았다 일어나면서 무릎을 펼 때 사용되는 무릎 신전근에 의해 가슴이 긴장되면서 야기된다. 물론 이때 하지에서 생기는 긴장도 꼭 필요한 것은 아니다. 이 모든 긴장은 일어나려는 의도에 의해 머리에서 구동되는 매우 활기찬 움직임에 의해 몸통 아래쪽 전체가 끌려오면서 생긴다.

앞에서 이야기했던 수의적 통제와 오래된 반사 작용을 통한 통제를 생각해보자. 앉은 자세에서 일어날 때 몸의 중력중심center of gravity이 앞쪽으로 이동해 발바닥에 무게가 가해지기 전에 우리의 몸은 이미 수의적 통제를 받아 발바닥으로 지면을 민다. 그러다 발바닥에 실제로 몸무게가 가해지면 오래된 신경계에서 비롯된 반사패턴이 자극을 받아 무릎을 편다. 이때 반사적으로 일어나는 자동적 움직임은 조금도 힘이 들어간 느낌이 들지 않는다.

그러나 반사적 자극이 극점에 도달하기 전에 발바닥으로 지면을 의식적으로 미는 동작이 바로 뒤따른다. 수의적 통제에 의해 일어나는 움직임은 반사적인 움직임보다 느리다. 그렇기 때문에 이 경우 원시적 반사에 따른 움직임이 수의적 통제를 받는 움직임에 의해 방해를 받아 자연스럽고 유기적이며 효율적인 동작이 어려워진다. 우리는 인지를 통해 이러한 유기적 과정을 알아채야만 한다. 그리고 이러한 알아챔은 아마도 "자신에 대한 앎" 중에서 가장 진실한 형태의 지식일 것이다.

의식적 통제와 무의식적 통제 사이의 간섭 현상으로 다음과 같은 일이 일어날 수 있다. 먼저 무릎을 펴려고 발로 바닥을 너무 빠르게 밀면 골반이 강하게 고정되고 그 위에 있는 상체가 약간 뒤로 당겨지는데, 이 과정에서 복부 근육이 보조하여 수축하면 머리가 앞쪽 아래로 당겨진다. 이때 골반 무게가 다리쪽으로 적절히 이동해야 무릎과 발목 관절이 구부러지지 않으며, 앉았다 일어나는 도중에 다시 주저앉지 않게 된다. 일어나는 도중에 주저앉는 현상은 나이가 들었거나 쇠약한 사람들에게서 일어난다. 이들은, 앞에서 이야기했던 것처럼, 일어날 때 불필요한 긴장이 몸에 많거나 해당 근육이 쇠약해졌을 수 있다. 하지만 보통의 인간은 나이가 들거나 쇠약하다고 해서 일어나다 주저앉지는 않는다.

실수와 발전을 스스로 평가하기　　ATM

　　체중계를 발 밑에 놓고 의자에 앉아서 다음 운동을 시작하라. 먼저 평상시 하던 대로 의자에서 일어선다. 발바닥이 체중계를 누르면 바늘이 자신의 전체 몸무게의 대략 1/4 정도 올라가는 것을 관찰하게 될 것이다. 이는 대략 양쪽 무릎 아래쪽을 합한 무게 정도이다. 이제 완전히 일어서면서 체중계 눈금을 확인하라. 그러면 바늘이 자신의 원래 몸무게보다 훨씬 먼 곳까지 갔다 되돌아오며 점점 진동폭이 줄어든 후 한 점에서 멈추는 게 보일 것이다.

　　서는 동작을 할 때 진보가 있다 생각되면, 그때 다시 체중계 눈금을 체크해보라. 효율적인 움직임이 일어나면 체중계 바늘이 가리키는 눈금은 일어서는 과정에서 점진적으로 커졌다가 흔들리지 않고 정확히 당신의 체중 수치에서 멈출 것이다. 왜냐면 이렇게 효율적인 움직임에서는 불필요한 가속도가 관여하지 않기 때문이다. 앉았다 일어날 때 얼마나 많은 긴장이 불필요하게 발생하는지 수치로 알게 되면 아주 적은 힘으로도 편안히 일어설 수 있다는 것 또한 깨닫게 된다.

　　이제 다시 의자 끝부분에 앉아서 몸을 앞뒤로 흔드는 동작을 한다. 이때 흔드는 폭을 조금씩 크게 증가시킨다. 하지만 특정 지점에서 갑자기 진폭을 높이지는 않는다.

　　일어설 때 일어나려는 직접적인 의도를 내려놓아라. 왜냐면 그러한 의도 때문에 자기도 모르게 원래의 일어서기 습관을 반복하기 때문이다. 의자에서 일어설 때는 몸을 앞뒤로 흔드는 동작에 관여하는 노력 이상은 불필요하다. 어떻게 이를 달성할 수 있을 것인가? 한 번에 성공하는 사람이 있을지도 모르지만, 시도해 보면 좋을 몇 가지 도움말을 하도록 하겠다.

1. 다리 근육을 의식적으로 움직이지 말라.

일어나려고 몸을 앞으로 기울일 때, 바닥에서 무릎과 발을 들어올리려고 하면 다리를 펼 때 사용되는 허벅지 근육이 수축하지 않는다. 허벅지 근육이 수축해야 발바닥으로 지면을 누를 수 있고, 그래야 큰 힘을 들이지 않고도 의자에서 골반을 뗄 수 있다. 그러니 다리 근육을 의식적으로 움직이지 않아야 불필요한 힘을 들이지 않고도 앉은 자세에서 선 자세로 자연스럽게 일어설 수 있다.

2. 목 근육을 의식적으로 움직이지 말라.

의자에 앉아 몸을 앞뒤로 가볍게 흔드는 동작을 할 때 오른손으로 머리 꼭대기에 있는 머리카락을 살짝 잡고 위쪽으로 가볍게 당겨보라. 목의 긴장이 느껴지는가? 상체를 앞으로 기울일 때 목의 긴장이 없어야 한다. 또 발바닥으로 지면을 급하게 누르지도 말라. 몇 번 시도를 하다보면 호흡을 바꾸지 않고, 또 가슴에도 불필요한 긴장 없이, 앉은 자세에서 일어선 자세로 변화시킬 수 있을 것이다.

이번엔 왼손으로 머리카락을 잡고 같은 동작을 반복한다. 보통 오른손으로 머리카락을 잡고 했을 때와 왼손으로 했을 때에 차이가 있다.

3. 일어나려는 의도를 멈춰라.

앞으로 움직이는 동작을 할 때 다리 근육과 호흡에 애쓰는 느낌이 드는 지점에서 멈춰라. 이 곳은 연속적이고 리드믹컬한 움직임이 고정되면서 근육 긴장이 증가하는 지점이다. 앉은 자세에서 일어날 때 이러한 지점이 발견된다는 것은 이전의 움직임이 더 이상 연속적으로 이어지지 않고 갑자기 힘이 가해지기 시작했다는 것을 의미한다. 더 이상의 동작은 멈추고 해당 지점에서 동결된 것처럼 가만히 있는다. 일어나려는 의도를 멈추면 몸의 어느 부위가 이완되는지 느껴보라. 일어나려고 지나치게 애쓰는 마음이 긴장을 야기한다. 쉽지는 않지만 일어나려는 의도를 내려놨을 때 무슨 일이 일어나는지 주의깊게 관찰해야 한다. 의도가 내려놔지면 동결된 자세가 즉시 편안해지며, 직립자세로의 움직임을 완성하거나 다시 의자로 앉는 것이 편안하게 느껴진다.

4. 무릎을 리드믹컬하게 움직여라.

의자 끝부분에 앉는다. 이때 양발은 지면에 편안하게 붙이고 양발 사이 거리는 충분히 벌린다. 그런 다음 양무릎을 모았다 벌리는 동작이 편하고 리드믹컬하며 규칙적으로 될 때까지 반복한다. 보통 머리 꼭대기의 머리카락을 잡아 선 자세로 일어날 때 무릎에서 그 움직임을 방해하지 않아야 한다. 만약 몸의 구조가 제대로 조직화되어 있지 않으면 무릎이 흔들리게 되어 앉은 자세에서 선 자세로의 이행이 불안정해진다. 이 경우 아주 잠깐, 또는 일어서려고 하는 바로 그 순간, 불안정한 무릎은 그 사이가 가장 많이 벌어져 있거나 가장 가까이 붙어 있을 수 있다. 어떤 경우든 무릎의 불안정에 따라 인지하지 못하는 가운데 앉았다 일어서는 움직임이 방해받을 수 있다.

5. 의도와 움직임을 분리하라.

동작이 개선되기 위해 필요한 것 중 하나가 바로 의도와 움직임을 분리하는 것이다. 다음 운동을 통해 움직임 학습 효과를 돕고 움직임의 질을 평가하도록 하자.

앞에서와 마찬가지로 의자 끝부분에 앉는다. 이때 등받이 부위가 보이도록 다른 의자를 앞에 놓는다. 그런 다음 양손을 앞쪽 의자 등받이 위에 올리고 편하게 손을 이완한다. 일어나려는 생각은 하지 않는다. 하지만 앉아 있는 방석이 올라간다고 생각하면서 동시에 자리에서 일어난다. 일어서는 동안 양손은 앞쪽 의자 등받에서 떼지 않는다. 이제 앉겠다는 생각 없이, 방석이 낮아지면서 의자에 앉는다고 생각하며 다시 앉는다. 마음 속으로 전체 움직임을 완성시킨다.

마음 속으로 방석을 들어올리며 일어서듯, 방석을 의자에 내려놓으며 앉는다. 여기서는 의도가 동작이 수행되는 수단에 맞추어지며, 동작 그 자체에 맞추어지진 않는다. 많은 이들이 자신이 하는 행위에 대해 아무런 생각을 하지 않고도 앉고 서는 동작을 잘 한다. 동작을 하는 이가 의도를 가지고 하는 방식과 가상의 방석과 같은 수단을 통해서 하는 방식 사이에서 아무런 차이점을 느끼지 못할 정도로 움직임이 자연스러워지면, 앉았다 일어서고 또 일어선 자세에서 앉는 움직임이 제대로 수행되었다 볼 수 있다. 잘못된 결과가 나오면 제 3의 관찰자는 동작을 수행한 이가 두 가지 방식 중 어떤 방식으로로 했는지 알아볼 수 있다.

목표에 집중하면 오히려 과도한 긴장이 발생할 수 있다

　단순한 행동을 할 때는 그 목표보다는 수단에 의식을 집중하기가 별로 어렵지 않다. 하지만 복잡한 행동을 할 때는 목표를 달성하려는 욕구가 크면 클수록 그 편차가 커진다.

　목표를 달성하려고 의지를 강하게 내면 낼수록 내적 긴장이 유발될 확률은 커진다. 이때 생기는 긴장 때문에 원하는 목표를 달성하기도 어려워질 뿐만 아니라 생명이 위협받는 상황에 처할 수도 있다. 예를 들어, 도로를 건널 때 어떻게든 버스를 잡으려는 목표를 가지고 반대편으로 달려가면, 주변 상황을 완전히 무시하게 되어 큰 위험에 빠질 수 있다.

수단과 목표를 분리할 때 진보가 일어난다

　강한 욕망과 연계된 행동이 효율적인 결과를 얻는 경우는 아마도 대부분 목적과 수단을 분리했기 때문이다. 예를 들어, 매우 급한 상황에 있는 운전자가 원하는 목적지에 빨리 도달하고 싶어 서두를 때 목적지보다는 자신의 자동차 바퀴를 신뢰한다면, 운전은 잘 하지만 느긋하게 목적지에 도달하길 바라는 운전자보다 더 빨리 원하는 결과를 얻을 수 있다.

　　행동과 목표 모두 신경계의 오래된 영역에 의존할 때 심각한 장애가 생길 수 있다. 여기서 오래된 영역이란 진화적으로 오래되었으며 불수의적 통제력과 관련된 영역을 지칭한다. 섹스, 숙면, 배변 등과 같은 행위가 여기에 속한다. 이러한 행위는 목표가 수단인듯, 때론 수단이 목표인듯 이루어질 수 있다. 따라서 목표와 수단이 단순한 행동들을 먼저 연구하고 나서 좀 더 중요한 행동에 이를 적용하면 우리의 이해를 더욱 높일 수 있을 것이다.

효율적인 힘의 방향은 움직임의 방향과 일치한다   ATM

의자 끝부분에 앉아 오른손 손가락 끝을 머리 꼭대기에 댄다. 이때 손이 머리를 누르는 압력은 목 뒤쪽의 긴장 변화를 충분히 감지할 수 있을 정도로 가벼워야 한다. 목 뒤쪽 근육을 활용해 턱을 들어올렸다 내리는 동작을 반복하면서 손가락이 머리의 움직임을 어떻게 기록하는지 관찰한다.

고관절에서부터 상체를 앞으로 굽혀 머리가 앞쪽, 위쪽으로 향하는 움직임을 점차 증가시키며 자리에서 일어나서 선다. 하지만 이때 갑작스럽게 다리에 긴장이 가해지는 지점이 생기지 않도록 한다.

◇◇◇◇

손가락 끝으로 움직임을 통제하면 위로 일어나는 동작이 훨씬 부드러워지는 것을 느낄 것이다. 이는 가슴 근육이 좀 더 조직화되었기 때문이다. 척추에 늑골이 부드럽게 매달려 있고 주변 근육에 긴장이 없어지면 일어나는 동작이 훨씬 수월해진다.

가슴의 무게가 척추에 매달려 있고 동작을 하는 동안 호흡이 자유로우면, 고관절 주변 근육은 척추 자체를 통해 힘을 전달시킬 수 있도록 활용된다. 이때 머뭇거림 없이 힘이 가해지면 머리와 경추의 각도 변화 없이 또는 척추 전체의 만곡 변화 없이 동작이 이루어진다.

전체 움직임이 정확히 그리고 효율적으로 이루어지기 전, 호흡을 참거나 가슴을 긴장시키지 않으면서 편안하고 힘있는 느낌이 전해져야 한다. 원래 동작이 바뀔 때 호흡을 참는 것은 본능에 가깝다. 호흡을 고정하면 척추에 스트레스가 가해지지 않거나, 추체가 수평면으로 이동하지 않아 척추 배열이 틀어지지 않게 되지만 불필요한 긴장을 야기하기도 한다.

선택 부족으로 습관적 긴장이 발생한다

불필요하게 애를 쓰며 낭비하던 힘을 특정 행위를 잘 하기 위해 활용하는 일은, 마치 자기방어를 도외시 하는 것처럼 느껴질 수도 있다. 인간은 보통 편하지도 않고, 즐겁지도 않으며, 속으로 원하지 않는데도 자기방어를 위해 힘을 낭비하는 경향이 있다. 이는 애를 써야할 때와 내려놓아야 할 때를 선택하는 것에 대한 자기 가능성을 잘 모르기 때문이다. 인지를 통해 애쓰지 않고도 할 수 있는 방식을 탐구하라. 불필요하게 애쓰는 방식이 지속되면 습관이 된다. 결국 이전에 해왔던 습관적 방식보다 더 자연스러운 대안을 찾지 못하면 아무 생각없이 예전의 행위를 답습한다.

습관은 기존에 해왔던 행위를 더 쉽게 할 수 있게 해준다는 점에서 매우 큰 가치를 지닌다. 하지만 다른 한편으로, 이 습관 때문에 우리는 자기를 평가하는 힘을 잃고, 분별력은 감소하며, 결국 점차 생각없이 움직이는 기계같은 인간이 되어간다.

LESSON 02

좋은 동작이란 무엇인가?
WHAT ACTION IS GOOD?

좋은 동작은 몸이 중력에 대해 자동적으로 반응하는 방식과 수의적 통제력에 의한 방식 사이에서 다툼이 없는, 그래서 서로가 조화를 이루는 형태여야 한다. 이 두 가지 방식이 서로 돕는 동작은 단일한 중심에서 구동되는 것처럼 보인다. 수의적 통제력은 상대적으로 느린 동작을 할 때 효과적이며, 불수의적이며 자동적인 통제력은 의도에 따른 결정을 무시하거나 억누르더라도 인체에 상해나 통증을 입히지 않는 빠른 동작을 할 때 효과적이다.

AWARENESS THROUGH MOVEMENT

효율적인 동작은 인체와 그 행위 능력을 발전시킨다

효율적인 행위를 판단하는 기준은 바로 그 행위를 통한 목적 달성 여부에 있다. 하지만 단순히 목적 달성 여부로만 행위의 효율성을 판단하는 것은 뭔가 불충분하다. 적어도 효율적인 행위는 삶을 개선시는 것이어야 하고, 그 행위를 함으로써 다음 번 행위가 좀 더 효율적으로 이루어지게 하는 기반을 형성할 수 있어야 한다. 그렇기 때문에 비효율적인 행위는 부엌칼로도 나사를 조일 수 있지만 그렇게 할 경우 칼과 나사 모두 손상을 입을 수 있는 것에 비유할 수 있다. 인체는 다양한 종류의 움직임과 동작을 할 수 있기 때문에 특정한 움직임이 효율적이라고 단순하게 정의내리기는 어렵다. 모든 정의는 무언가 지나친 단순화를 내포하지만, 그럼에도 불구하고 효율적인 행위를 이루는 요소가 무엇인지 명확하게 할 필요는 있는 것 같다.

수의적인 움직임의 기준은 가역성이다

중간 정도 속도로 손을 오른쪽에서 왼쪽으로, 그러다 다시 뒤쪽으로 움직여보라. 움직이다 멈춰서 반대로 움직여도 보고, 원래 향하던 방향으로 다시 움직여보라. 또는 완전히 다른 방향으로도 움직여보라. 우리는 대부분 이러한 움직임에 기분 좋은 느낌을 받는다.

여기서 기술한 단순한 움직임조차 우리는 어떻게 일어나는지 잘 모르지만, 온전히 의식적이고 주도적인 움직임이라는 것은 알 수 있다. 이를 가역성reversibility이 있는 움직임으로 정의해보자. 이번엔 무릎 아래에 있는 힘줄을 가볍게 두드려서 무릎이 자동적으로 펴지게 해보자. 이는 전적으로 반사적인 움직임이다. 반사적인 움직임은 잡거나, 되돌리고, 변화시킬 수 없다. 몸이 떨리거나 근육에 쥐가 나는 현상 또한 마찬가지다. 이러한 움직임은 불수의적이기 때문에 비가역적이다.

좋은 동작은 쉽고 가볍다

의자에서 일어나는 동작을 되돌아보자. 이때 좋은 동작은 몸이 중력에 대해 자동적으로 반응하는 방식과 수의적 통제력에 의한 방식 사이에서 다툼이 없는, 그래서 서로가 조화를 이루는 형태여야 한다. 이 두 가지 방식이 서로 돕는 동작은 단일한 중심에서 구동되는 것처럼 보인다. 수의적 통제력은 상대적으로 느린 동작을 할 때 효과적이며, 불수의적이며 자동적인 통제력은 의도에 따른 결정을 무시하거나 억누르더라도 인체에 상해나 통증을 입히지 않는 빠른 동작을 할 때 효과적이다.

하지만 보통의 사람들은 좋은 동작에 대한 특별한 지식 없이도 별 어려움 없이 손을 단순하게 이리저리 쉽게 움직일 수 있다. 여기서 좋은 동작은 쉽고 가볍다는 규칙 하나를 도출할 수 있다.

스트레스 가득한 동작을, 어떻게 해야 더욱 효과적이면서도 부드럽고 쉬운 동작으로 변화시킬 수 있는가를 아는 것이 중요하다.

어려운 동작을 행위의 기준으로 삼지 말라

일반적으로 13세 또는 14세 정도에 이르면 자신의 발전을 멈추는 사람과 환경에 적응하는 능력을 증진시키는 사람이 나뉜다. 이 나이 정도에 뇌의 활동, 감정, 신체가 습관의 경계 안에 갇혀 변화하기 어렵거나 변화 불가능한 상태로 남기 때문이다. 그 결과 보통은 자신에게 필요한 것보다 훨씬 제한된 능력만을 갖고 살아가게 된다.

이러한 한계성으로 인해 신체적, 사회적 발전 과정에서 마주치는 장애물을 쉽게 넘지 못할 수도 있다. 그리고 그 한계성에 갇힌 개인은 특정한 장애물을 반복적으로 맞닥뜨리게 되면서 극복하기 어렵다고 여기고 포기하기도 한다. "난 춤추는 법을 배울 수 없는 사람이야." "난 본래 사회적인 인간이 아니야." "난 수학을 결코 이해하지 못할꺼야." 한계에 갇힌 사람들은 이런 말을 자주 하며, 자신의 발전을 스스로 한계짓는다. 이런 일들은 자신이 포기한 분야에서만 일어나는 것이 아니고 다른 영역, 심지어 개인의 인격 전체에서도 일어난다.

무언가가 "너무 어렵다"는 느낌은 다른 활동에도 깊은 영향을 미친다. 물론 그러한 느낌이 어느 정도 개인의 삶에 영향을 미치는지, 그래서 자신도 모르는 가운데 얼마나 많은 상실을 경험하고 가능성을 제한받는지에 대해서는 추정하기조차 어렵다.

발전엔 한계가 없다

횟불이나 오일램프의 빛으로 글을 읽던 인간이 양초 불빛을 접하면 엄청난 진보가 일어났다며 양초에서 나는 냄새, 연기, 그을음을 불편하게 여기지 않는다. 하지만 전구 불빛에 글을 읽는 시대에 이르러서는 그동안 인간이 설정한 한계란 것이 단지 무지의 소산이었음을 알게 된다. 시대가 발전할수록 인간의 지식, 감각, 행위의 정확성에 대한 경계선은 넓어졌고, 당연하고 자연스러운 것으로 여겼던 한계선 또한 확장되었다.

　발전이 커질수록 행위의 편안함도 커진다. 이때의 편안함이란 감각과 근육이 조화롭게 조직화되었다는 의미를 지닌다. 특정 행위를 함에 있어 긴장과 과도한 노력이 줄어들면 감각적 민감성과 이성적 분별력이 커지고, 그 결과 행위의 편안함이 더욱 증가한다. 이런 편안함을 확보한 이는 행위 중에도 불필요한 긴장을 알아챌 수 있는 수준에 이른다. 행위 도중에도 민감한 감수성을 유지하며 이를 더욱 정련하면 점진적으로 특정한 경지에 도달하게 되는데, 이제 그 한계를 넘어서기 위해서 인간 자체가 전체적으로 진보하게 된다. 이 단계에 이르면 느리고 점차적인 진보가 아닌 급격한 수준 향상이 일어난다. 다시 말해, 행위의 편안함이 발전하여 어느 지점에 이르면 새로운 지평에 따른 새로운 질적 변화가 일어나게 된다는 뜻이다.

　목이 쉰 배우, 연설가, 강사가 문제를 해결하기 위해 발성 기법을 배운다고 가정해보자. 이들은 먼저 목에서 과도하게 긴장된 부위가 어디인지, 호흡할 때 문제가 무엇인지 찾는 것부터 시작할 것이다. 배우는 과정에서 과도하게 애를 써가며 낭비되던 에너지를 줄이고 편하게 발성하는 법을 익히면, 자신이 턱과 혀 주변의 근육을 불필요하게 긴장시키고 살아왔음을 알고 놀라게 되며, 예전엔 인지하지 못했던 긴장 때문에 목이 쉬었다는 것을 깨닫는다. 그렇게 한 부위에서 편안함을 획득하게 되면 이와 연관된 다른 부위의 문제를 좀 더 명확하고 정밀하게 관찰할 수 있는 능력을 얻게 된다.

그렇게 새로 배운 기술을 계속 갈고 닦으면, 혀와 목 주변 근육을 애쓰지 않고도 제대로 활용할 수 있게 될 것이다. 그러면서 자신이 입 앞쪽이 아니라 입과 목 뒤쪽 근육만을 활용해서 소리를 냈다는 것 또한 알게 되며, 입으로 소리를 강압적으로 내려고 공기 압력을 강하게 하면서 호흡을 엄청나게 애를 써가면서 했다는 사실까지 깨닫게 된다. 결국 입 앞쪽도 활용하는 법을 배우면 말하는 것이 훨씬 쉬워지고, 가슴 근육과 횡격막을 활용하는 방식에서도 진보를 이룬다.

결국엔 가슴 근육과 횡격막, 그리고 입 앞쪽 근육의 긴장이 목 뒤쪽 근육 긴장 때문에 생겼다는 사실을 알고 더욱 놀라게 된다. 머리가 앞으로 나가고 턱이 들리는 과정에서 목 뒤쪽 근육이 긴장되었고, 이로 인해 호흡은 왜곡되고 발성 기관에 문제가 생겼던 것이다. 이제 이들은 자신이 서거나 움직이는 방식이 발성에 영향을 미쳤다는 것을 아는 경지에 이르게 된다.

좋은 발성이 나오기 위해서는 온몸이 관여한다. 하지만 행위의 편안함을 얻는 경지까지 발전했다고 해서 다가 아니다. 발전이 지속되면 이전에 1옥타브에 제한되었던 목소리가 이제 위쪽으로 더 높은 음까지, 아래쪽으로 더 낮은 음까지 낼 수 있다는 것을 알게 되며, 나아가 목소리 전체의 질감이 좋아져 노래도 할 수 있게 된다. 여기에 이르면 더 넓고 새로운 가능성이 열리며 이전엔 꿈도 꾸지 못했던 능력을 얻는 데까지 나아가게 된다.

어려운 일을 할 때는 큰 근육을 활용하라

몸 전체를 움직이는 것과 같이 큰 힘을 필요로 하는 일을 효율적으로 하기 위해서는 그러한 목적에 맞는 근육을 활용해야 한다.

주의해서 살펴보면 인체에 존재하는 크고 강력한 근육은 대부분 골반과 연결되어 있다. 그리고 큰 힘을 필요로 하는 일은 주로 골반과 연결된 엉덩이, 허벅지, 복부 근육을 써서 이루어진다. 체간에서 지체로 움직임이 일어날 때 활용되는 근육을 보면, 지체로 갈수록 근육 크기가 점점 작아진다. 팔다리의 근육은 정교한 동작을 잘 할 수 있도록 고안되어 있고, 골반 주변의 근육은 골격계를 통해 큰 힘을 지체로 전달하여 원하는 행위를 할 수 있게 조직화되어 있다.

몸의 구조가 적절히 조직화되어 있다면, 큰 근육에서 발생한 힘은 뼈를 통해 좀 더 작고 약한 근육으로 전달되어 최종 목적을 달성할 수 있게 해주지만 그 과정에서 힘의 낭비가 거의 없다.

움직임의 주된 경로에 비틀린 힘이 가해지면 몸이 손상될 수 있다

이상적인 상태에서는 척추와 팔다리의 뼈를 따라서 가능한 직선에 가깝게 힘이 전달된다. 하지만 움직임이 일어나는 주된 경로에 비스듬한 각도로 비틀린 힘이 가해지면, 골반 주변 근육들에 의해 발생된 힘이 원하는 방향으로 제대로 전달되지 못하게 되어 인대와 관절에 손상이 발생할 수도 있다. 예를 들어, 팔을 완전히 편 상태에서 한 팔로 무언가를 밀면, 골반 근육에서 발생한 힘은 팔과 손을 통해 직선으로 전달된다. 하지만 팔꿈치 관절이 구부러진 자세에서 힘이 전달되는 경우엔 손에 가해지는 힘이 전완까지 도달하는 힘보다 작아진다. 그러면 큰 근육에서 발생한 힘이 거의 몸통에서 흡수되어 동작 자체가 어려워지거나 불편하게 이루어진다.

골반 주변의 큰 근육에 의해 발생한 힘이 골격 구조를 통해 지체의 뼈들로 제대로 전달되지 못하면, 가슴 근육의 긴장이 유발될 수 있다. 이는 골반의 근육에 의한 움직임이 편하게 일어나야 하는데, 힘이 전달되는 과정에서 비틀리는 힘으로 변하기 때문이다. 신체가 바르게 구조화되어 있다면 정상적인 동작은 별다른 스트레스 없이, 또 대부분 특별히 애쓰지 않고도 할 수 있다.

이상적인 움직임의 길을 개발하라

　골격계 관점에서 이상적인 움직임은, 한 자세에서 다른 자세로, 즉 앉은 자세에서 선 자세로 또는 누운 자세에서 앉은 자세로, 마치 근육이 전혀 없는 것처럼, 그래서 뼈가 오직 인대로만 연결된 것처럼 일어나야 한다. 인체의 모든 뼈들이 이렇게 이상적인 움직임의 길에 맞게 구조화되어 있다면 바닥에서 일어설 때 몸 전체의 뼈들이 머리에 의해서 끌려 올라가게 된다. 이게 바로 가장 짧고 효율적인 움직임의 길이라고 할 수 있다. 만일 이렇게 이상적인 길을 따라서 움직임이 일어나면 근육이 과도하게 일을 하지 않게 되어 힘이 지체의 뼈까지 제대로 전달되며, 골반 주변 근육에 의해 발생한 힘이 꼭 필요한 곳에 제대로 활용될 것이다.

LESSON 03

레슨 3. 움직임의 근본적인 속성들
SOME FUNDAMENTAL PROPERTIES OF MOVEMENT

자기방어와 과잉긴장은 자기믿음self-confidence이 부족하기 때문에 발생한다. 의지를 가지고 온힘을 다하여 노력한다고 여겼지만 사실은 불필요한 긴장만 야기했다는 것을, 그리고 고집스레 밀어붙이는 노력이 결코 우아하지도 고무적이지도 못한 결과를 가져온다는 사실을 알아채게 되면, 그걸 다시 반복하고 싶은 마음이 멀어질지도 모른다.

AWARENESS THROUGH MOVEMENT

이번 레슨에서 여러분은 수의적인 근육의 통제 메커니즘과 관련된 근본적인 속성 몇 가지를 인지하는 법을 배우게 될 것이다. 약 30가지 정도의 느리고, 가볍고, 짧은 동작만으로도 근육의 톤을 근본적으로 변화시킬 수 있다. 여기서 근육톤tonus of the muscles이란 의지를 가지고 무언가를 하기 전에 이미 근육이 수축되어 있는 상태the state of their contraction를 말한다. 일단 특정 근육톤의 변화가 효과적으로 이루어지면 그 근육이 포함된 신체의 절반 이상 영역에 영향이 간다. 인체의 중심에 위치한 큰 근육에서 톤이 변하여 움직임이 편안하고 가벼워지면, 힘이 뼈를 통해 팔다리까지 전달되어 원하는 동작을 하기가 수월해질 것이다.

몸의 상태를 스캔하라 ATM

    등을 바닥에 대고 눕고 다리 사이는 편하게 벌린다. 팔은 머리 위쪽으로 뻗어 약간 벌린다. 이때 왼팔과 오른다리, 오른팔과 왼다리를 잇는 선이 대략 일직선을 이루게 하다.

    눈은 감고 몸과 바닥이 닿는 면을 느껴본다. 좌우 발뒤꿈치가 바닥에 어떻게 닿아 있는지 의식을 집중하면서, 뒤꿈치에 전해지는 압력은 같은지, 정확히 좌우 같은 지점이 바닥에 닿는지 체크한다. 같은 요령으로 종아리, 무릎 뒤쪽, 고관절 부위, 부유골(늑골 11, 12번), 상부 늑골, 견갑골도 체크한다. 양쪽 어깨, 팔꿈치, 손목과 바닥 사이의 상대적 거리에도 의식을 집중한다.

◇◇◇◇◇

    몇 분만 스캔을 해봐도 어깨, 팔꿈치, 늑골 등 신체의 좌우 차이가 매우 크다는 사실을 알게 된다. 또 많은 이들이 이 자세에서 자신의 팔꿈치가 전혀 바닥에 닿지 않고 공간에 떠 있다는 것도 깨닫게 된다. 팔이 지면에 안착되어 있지 않으면, 이러한 스캔 작업이 끝날 때까지 그 자세를 유지하기 어렵다.

근육의 숨은 작용을 발견하라

인간은 꼬리뼈, 5개의 요추, 12개의 흉추, 7개의 경추를 지니고 있다. 몸을 스캔할 때 골반 부위의 척추 중 어느 부위에 압력이 가장 많이 가해지는가? 5개의 요추 모두가 바닥에 닿아 있는가? 바닥에 떠 있는 요추 부위는 어디인가? 흉추 중 압력을 가장 많이 받는 부위는 어디인가? 레슨 초기에 대부분의 사람들은 두 개에서 세 개 정도의 척추 마디가 명확하게 바닥에 닿아 있고 나머지는 아치를 이루며 떠 있는 느낌을 받는다. 자신이 바닥에 편하게 눕는다고 여겼던 사람들이 몸을 움직이거나 힘을 가하지 않았는데도 척추 마디 중 바닥에 떠 있는 부분이 많다는 사실을 알면 놀라곤 한다. 이론적으로는 각각의 척추와 늑골 중 한 부위는 바닥에 닿아 있어야 한다. 근육이 없고 뼈만 남아 있다면 이게 맞다. 하지만 근육이 무의식 중에 긴장되어 척추와 늑골을 바닥에서 띄우는 것처럼 보인다.

척추 전체를 바닥에 곧게 펴고 눕는 것은 억지로 그렇게 하려 해도 불가능한 일이다. 오히려 의식적으로 펴려고 하면 해당 부위가 다시 바닥에서 떠오르게 될 것이다. 척추 전체가 바닥에 안착되게 하기 위해서는 근육의 작용을 멈추어야 하는데, 이를 또 무의식 중에 할 수 있어야 한다. 어떻게 하면 의식적인 노력 없이도 이런 일을 할 수 있을까? 간접적인 방법을 통해 시도해 보기로 하자.

각각의 동작을 새롭게 시작하라　　　　　　　　ATM

　　다시 한번 이전처럼 바닥에 누워 팔과 다리를 편다. 어쩌면 이번엔 손등 정도, 아니면 팔꿈치나 팔이 바닥에 닿을지도 모른다. 이제 오른쪽 어깨만 움직여 상완을 들어올리며 손등을 바닥에서 뗀다. 이때 속도는 정말 느리게 하고, 움직이는 폭은 매우 작게 조절한다. 그런 다음 오른팔을 다시 바닥에 떨어뜨린 후 쉰다. 다시 오른팔을 같은 요령으로 바닥에서 들어올렸다 떨어뜨리는 동작을 약 20~25회 정도 반복한다. 오른팔을 들었다 놓은 다음에 완벽하게 쉬면서 동작을 멈추면 다음 번 동작은 완전히 새롭고 독립적인 움직임이 된다.

호흡과 움직임을 동조시켜라　　　　　　　　ATM

　　주의 깊게 관찰해보면, 손을 바닥에서 떼기 전과 비교해, 손을 위로 올렸다 내려놓으면 아주 약간씩 손등이 닿는 위치가 변한다는 것을 알게 될 것이다. 또 몇 차례 들었다 내리는 것을 반복하면 동작과 호흡 리듬이 동조되는 것도 느낄 수 있다. 폐에서 공기가 나가며 날숨이 일어나는 것과 팔을 들어올려서 신장시키는 동작이 정확히 일치하게 된다.

멈추고 관찰하라   ATM

25회 반복을 모두 마친 다음엔 팔을 천천히 내려서 몸 옆으로 가져간다. 동작을 급하게 빨리 하면 어깨에 통증이 생길 수도 있으니 단계별로 주의해서 시행한다. 이제 무릎을 당겨 구부린 자세에서 잠시 쉰다. 쉬는 동안 몸을 느껴보면 오른쪽과 왼쪽의 차이를 감지할 수 있을 것이다.

느리고 점진적으로 움직여라   ATM

이제 몸을 돌려 배를 바닥에 대고 엎드린 자세에서 팔과 다리는 이전처럼 위아래로 편다. 그런 다음 어깨에서부터 오른쪽 팔꿈치를 바닥에서 천천히 들어올렸다(이때 손이 바닥에서 반드시 떨어질 필요는 없다) 내려놓는다.

이와 같은 동작을 할 때 팔은 머리 위쪽에서 편안하게 스트레칭되어 있어야 한다. 이때 팔꿈치 사이 거리가 손 사이 거리보다 멀도록 팔꿈치 관절을 살짝 구부린다.

숨을 내쉬면서 팔꿈치를 들어올렸다 내리는 동작을 20회 반복한다. 느리고 점진적으로 팔꿈치와 팔이 마치 바닥에서 조금씩 "기어가는" 것처럼 움직인다. 그렇게 하면서 팔꿈치를 충분히 들면 손목이 딸려 올라가고 그 다음엔 손이 바닥에서 떨어진다.

불필요한 근긴장을 내려놓아라 ATM

이 자세에서 손목을 들어올릴 때 손이 아래로 대롱대롱 매달린 것처럼 이완되는 사람은 드물다. 많은 이들이 손목 신전근(전완의 바깥쪽 면에 있는 근육)의 긴장으로 부지불식간에 손목을 신전시켜 손등과 전완 외측 사이에 각도가 생긴다. 하지만 집중하여 동작을 반복해나가다 보면 불필요한 근긴장을 내려놓을 수 있게 된다.

그렇게 되기 위해서는 전완 근육뿐만 아니라 손가락 긴장도 이완시켜야 한다. 완벽한 이완이 일어나면 손이 아래로 떨어지고 손바닥과 전완 내측 사이에 각도가 생긴다. 이 상태에서 팔꿈치를 들면 손이 아래로 대롱대롱 매달린 것처럼 이완된다.

등의 근육도 활용하라　　　　　　　　　　　　ATM

　　손과 팔꿈치뿐만 아니라 팔 전체를 들어올리는 동작을 반복한다. 계속 하다보면 근긴장 없이도 동작을 할 수 있는 지점에 이르게 되고, 이제 어깨 부위에만 긴장이 남는다. 어깨를 바닥에서 쉽게 들어올리기 위해서는 등쪽의 근육도 활용해야만 한다. 그렇게 하면 어깨도 바닥에서 떨어지고 견갑대와 오른쪽 상부 흉곽도 들린다.

　　이제 다시 등을 바닥에 대고 누운 자세에서 쉬면서 오른쪽과 왼쪽의 어깨, 가슴, 팔이 지면과 닿는 느낌이 어떻게 다른지 비교해본다.

동시에 움직여라　　　　　　　　　　　　　　ATM

　　등을 바닥에 대고 누운 자세에서 다시 손을 머리 위쪽으로 뻗는다. 손 사이는 벌린다. 양다리도 아래로 뻗은 자세에서 좌우로 적당히 벌린다. 그런 다음 매우 느리게, 정말 천천히 오른발과 오른팔을 동시에 바닥에서 들어올린다. 손등과 발뒤꿈치를 바닥에서 아주 조금만 들어도 충분하다. 들었다 놓을 때 손과 발이 정확히 함께 돌아오는지, 아니면 시간차를 두고 다르게 돌아오는지 살펴보라. 집중한다면 바닥에 먼저 닿는 쪽이 사실 바닥에서 먼저 들렸

레슨 3. 움직임의 근본적인 속성들

다는 것을 알게 될 것이다. 손과 발을 정확하게 동시에 들어올렸다 동시에 내리는 것은 쉬운 일이 아니다. 손과 발이 올라갈 때 또는 내려올 때 아주 작은 차이가 존재하는 것이 일반적이다.

정확도를 높이기 위해 팔을 들어올릴 때 폐에서부터 공기를 내보내는 연습을 해본다. 그런 다음 숨을 내쉬면서 발을 드는 연습도 한다. 최종적으로 손과 발을 모두 날숨에 맞춰서 움직이면 동시에 들어올리는 정확도를 높이는데 도움이 된다. 이러한 연습을 통해 상지와 하지 사이의 협응력coordination을 높일 수 있을 것이다.

척추가 신장되는 것을 감지하라 ATM

이제 손과 발을 번갈아서 들어본다. 팔은 바닥에 있고 다리만 바닥에서 들릴 때 요추가 조금 들리는지 확인하라. 또 발과 다리가 함께 들릴 때에도 요추가 움직이는지 확인한다.

요추는 다리가 올라갈 때 골반 앞쪽에 부착된 근육에 의해 바닥에서 위로 들린다. 물론 허리의 근육도 요추를 들어올리는데 관여한다. 그런데 요추가 들릴 때 허리 근육이 관여하는 것이 꼭 필요한 일일까? 아니면 불필요한 일일까?

이번엔 오른발을 바깥쪽으로 회전한다. 고관절, 무릎관절, 발목관절을 외회전시키라는 뜻이다. 그 자세에서 아주, 아주 천천히 오른발을 들면서 요추에 미치는 영향을 관찰한다. 숨을 내쉬면서 손과 발을 동시에 들어올리는 동작이 제대로 일어나게 되면 복부와 가슴의 근육이 협응하여 작용하는 것을 알게 될 것이다. 이때 요추는 더 이상 올라가지 않고 바닥을 누르게 된다. 팔과 다리 드는 것이 쉬워질수록 그 과정에서 몸이 신장되는 lengthening 느낌이 든다. 어떤 동작이든 올바르게 행해지면 이렇게 척추가 신장되는 느낌이 동반된다.

과도한 긴장이 몸을 단축시킨다

거의 대부분의 경우 근육에 과도한 긴장이 남아 있으면 척추가 단축된다. 마찬가지로 어떤 동작을 할 때 불필요하게 애를 써도 몸이 단축된다. 인간은 힘든 일을 하면 방어기제가 발동해 몸이 단축되는데 이는 동작의 난이도에 따라 다르며, 어떤 식으로든 불필요한 긴장이 생기면 동작의 정확성이 깨진다. 이로 인해 신체 능력에 제한이 오면 고집스레 밀어붙이거나 방어기제를 발생시켜 긴장시키기보다는 이해와 탐구를 통해 가능성의 지평을 넓히는 편이 낫다.

자기방어와 과잉긴장은 자기믿음 self-confidence 이 부족하기 때문에 발생한다. 의지를 가지고 온힘을 다하여 노력한다고 여겼지만 사실은 불필요한 긴장만 야기했다는 것을, 그리고 고집스레 밀어붙이는 노력이 결코 우아하지도 고무적이지도 못한 결과를 가져온다는 사실을 알아채게 되면, 그걸 다시 반복하고 싶은 마음이 멀어질지도 모른다. 물론 우여곡절 끝에 원하는 목적을 달성할 수는 있겠으나 성취에 대한 대가가 생각보다 클 수도 있다.

1분간 쉬면서 골반과 지면 사이의 변화 그리고 몸의 왼쪽과 오른쪽의 차이를 살펴보라.

좀 더 편안한 부위는 어디인가? ATM

몸을 굴려 바닥에 배를 깔고 엎드리면서 양손을 머리 위쪽으로 뻗은 후 넓게 벌린다. 양다리도 편 다음 오른팔과 오른다리를 동시에 천천히 들어올린다. 팔과 다리가 동시에 들릴 때 머리의 위치가 어떻게 변하는지 살펴본다. 머리가 오른쪽으로 도는가, 왼쪽으로 도는가, 아니면 바닥에 그대로 있는가? 이 동작을 여러 번 한다. 처음 할 땐 오른뺨을 바닥에 대고 시선을 왼쪽으로 향한 자세에서 시행한다. 다음엔 이마를 바닥에 댄 자세에서 하고, 마지막으로 왼뺨을 바닥에 댄 자세로 오른팔과 다리를 동시에 드는 동작을 반복해본다.

이제 이 세 자세를 비교해 보면서 각각의 경우 어느 정도의 힘이 드는지, 어떤 자세가 가장 편안한지 확인한다. 보통 구조화가 잘 된 몸이라면 왼쪽 뺨이 바닥에 닿아 있을 때 가장 편안한 느낌이 든다. 오른팔과 다리를 동시에 드는 동작을 25회 정도 반복하면 바닥에서부터 몸에 가해지는 압력이 복부의 왼쪽, 즉 왼쪽 가슴과 골반 사이로 점진적으로, 그리고 명확하게 이동한다.

복부를 바닥에 댄 자세에서 이전과 마찬가지로 오른손과 발을 들었다 내리는 동작을 반복한다. 하지만 이번엔 각 동작마다 머리를 들면서 눈은 손의 움직임을 따라간다. 25회 동작이 끝난 후 뒤로 돌아 등을 바닥에 대고 누워서 쉰다. 그런 다음 이전과 마찬가지로 엎드려서 오른팔, 오른다리, 머리를 함께 드는 동작을 반복한다. 쉬는 동안 동작을 하기 전과 비교해 바닥에 누웠을 때 몸의 느낌이 어떻게 달라졌는지 확인한다. 그리고 몸이 바닥과 닿는 부분과 그렇지 않은 부분을 구분한다. 닿은 부분 중 압력이 가장 큰 부위는 정확히 어디인지도 느껴본다. 동작을 25회 더 반복한 다음 멈춘다.

더 크게 떠지는 눈은 어느 쪽인가? ATM

일어나서 조금 걸으면서 몸의 오른쪽과 왼쪽 차이를 감지해본다. 팔과 다리에서 느껴지는 무게와 길이 감각도 확인해본다. 이제 거울을 보면서 얼굴을 확인한다. 어느 쪽 얼굴이 좀 더 젊은 느낌이 드는가? 얼굴에 있는 주름과 구김이 좀 더 줄어든 느낌이 나는 쪽과 눈이 좀 더 크게 떠지는 쪽은 어디인가?

동작을 할 때 바닥에 닿았던 뺨은 어느 쪽이었는지 떠올려보라. 한쪽 팔과 다리가 다른 쪽보다 점차적으로 더 길어지는 느낌이 들었을 것이다. 좌우 차이가 느껴졌을 때 이를 억지로 비슷하게 만들지 말고 그 느낌이 줄어들어 결국 사라질 때까지 기다리면서 관찰하라. 불편한 기분이나 강한 긴장이 남아서 의식을 빼앗아 가는 느낌이 계속 지속될 수도 있다. 때론 몇 시간에서 꽤 오랫동안 눈에 띄는 차이가 느껴질 수도 있다. 이 기간 동안 몸의 좌우 기능이 어떻게 다른지, 어느 쪽의 움직임이 더 매끄러운지 관찰해본다.

왼쪽에서도 마찬가지로 시행한다 ATM

이번 레슨에서 했던 모든 동작을 빠짐없이 왼쪽에서 그대로 시행한다.

사선 동작   ATM

왼쪽에서 하는 동작을 마무리한 다음엔 오른손과 왼발을 함께 움직인다. 이때 등은 바닥에 댄 자세로 시행한다. 매우 매우 느리게 25회 정도 반복하면서 척추와 늑골의 상대적 위치 변화를 관찰하고, 바닥에 닿아 있는 등의 느낌을 확인한다. 한쪽 팔과 다리를 동시에 드는 동작을 한 이후에 느꼈던 것과 이번 동작 이후의 느낌이 어떻게 다른지도 확인한다.

조금 쉬었다 왼팔과 오른다리를 함께 드는 동작을 25회 반복한 후 다시 쉰다. 이제 숨을 내쉬면서 양손, 양발과 머리를 동시에 들어올렸다 내리는 동작을 25회 반복한다. 쉬고 나서 양손과 양발만 들어올리는 동작을 한다. 이때 머리는 바닥에서 들지 않는다.

배를 대고 바닥에 엎드린 자세에서도 앞에서 했던 모든 동작 조합을 반복한다.

마지막으로 등을 바닥에 대고 누워 지면과 닿은 영역 전체를 느껴본다. 발뒤꿈치에서 머리로 올라오면서 이 레슨 맨 처음에 했던 바디스캔을 다시 한다. 전체적으로 어떤 변화가 일어났는지 확인하라. 특히 척추를 따라 일어난 변화를 체크한다.

LESSON 04
부분의 차별화와 호흡의 기능
DIFFERENTIATION OF PARTS AND FUNCTIONS IN BREATHING

어린 시절엔 매우 다양한 동작들을 무작위적으로 하면서도 몸에 아무런 무리가 가지 않았다. 하지만 성인이 되면 할 수 있는 동작의 수도 제한되며, 어린 시절에 할 수 있었던 동작 중에서 할 수 없게 된 것도 생긴다. 이렇게 몸으로 표현할 수 있는 동작이 제한되고 그러한 삶에 익숙해지면 골격 구조도 그에 맞춰 조정되며, 결과적으로 척추 전체 모양도 비틀린다.

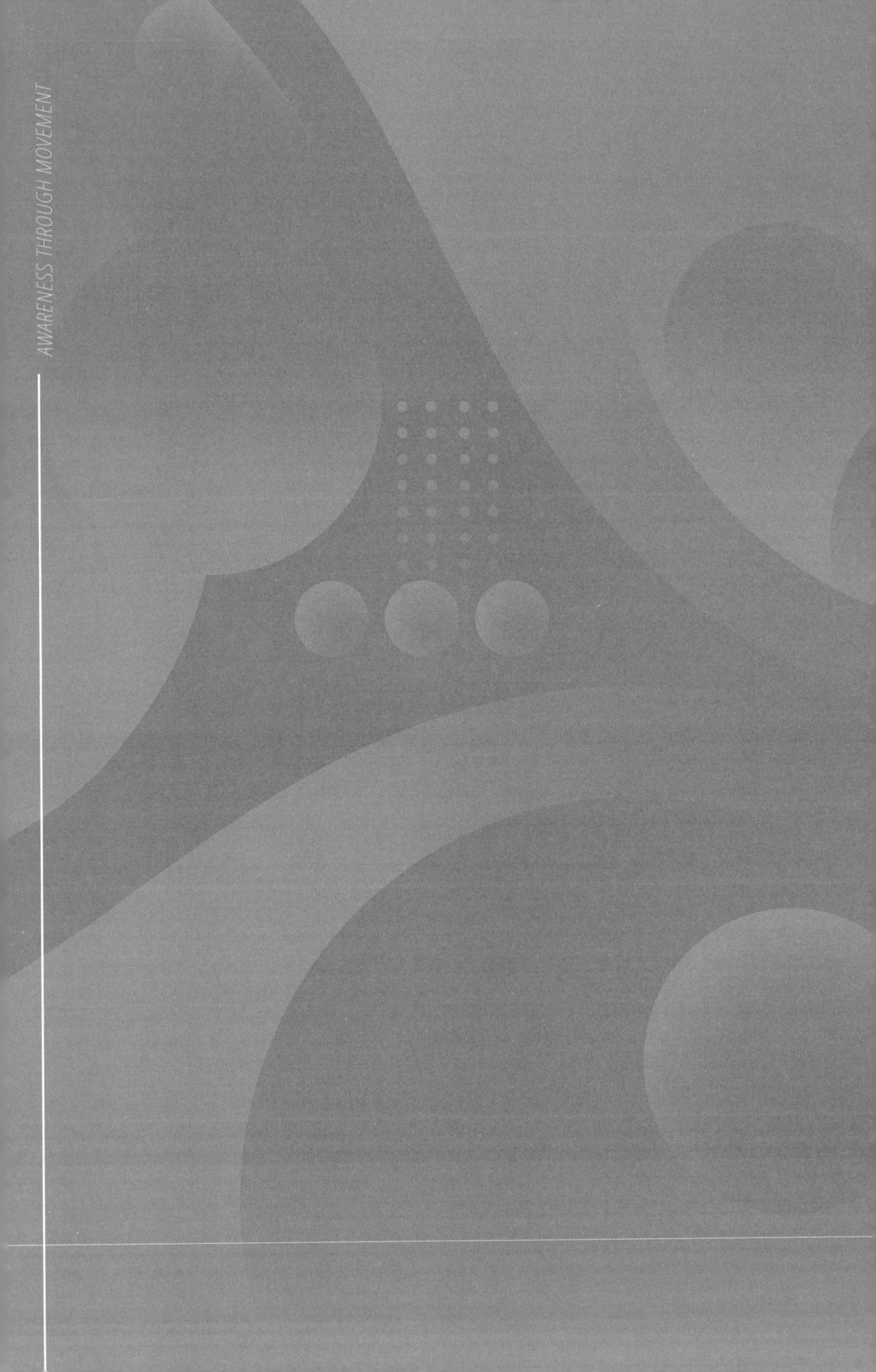

이 레슨에서는 호흡을 할 때 쓰이는 횡격막, 복부, 늑골 움직임을 인지하는 법을 배우게 된다. 호흡을 좀 더 깊고 쉽게 하려면 이들 움직임을 적절히 교정해야만 한다. 또 들숨과 날숨의 길이 차이를 인지하고 중력장 안에서 취하는 자세에 따라 호흡을 교정하는 법도 배우게 되며, 하부 늑골은 상부 늑골보다 호흡시 더 많이 움직이기 때문에 호흡 자체에 대한 기여도도 높다는 것을 알게 될 것이다. 결국 여러분은 아무런 의식적 노력없이, 즉 몸무게 전체가 골격계에 의해 지지를 받으며 직립자세를 이루면 호흡이 좀 더 쉽고 리드믹컬해진다는 사실을 깨닫게 될 것이다.

흉곽의 체적과 호흡의 관계 파악하기   ATM

등을 바닥에 대고 눕는다. 양발을 뻗은 후 발 사이는 벌린 다음 무릎을 굽혀 세운다. 그러면 선 자세에서처럼 발바닥은 지면에 닿는다. 여기서 무릎을 모으거나 벌리는 동작을 여러 차례 한다. 발뒤꿈치 중심에서 그은 선이 무릎을 지나도록 발을 배치하면 양발 엄지발가락이 서로 마주 보게 된다. 이 자세에서는 무릎을 세우고 있을 때 근육의 힘이 전혀 들지 않는다.

이제 폐 가득 공기를 흡입하여 가슴을 부풀린다. 이때 최대한 불편한 느낌이 들지 않아야 한다. 호흡을 할 때 흉골을 척추와 상대적으로 움직일 수 없는 사람들이 많다. 이렇게 호흡하면 전체 흉곽의 체적이 증가하지 못하고, 땅에서 전체 흉곽이 끌려 올라가며 등과 바닥 사이에 공간이 생긴다. 그러면 등 아래쪽도 들리면서 오직 부유골(늑골 11, 12번)의 움직임으로만 흉곽 내부 체적이 증가하게 된다.

가슴으로 숨을 들이쉴 때 흉곽이 확장되고 흉골이 척추에서 멀어지면서 움직일 때, 척추는 바닥을 누르고 흉곽 전체가 부풀리는지 확인하라. 억지로 힘을 줘서 척추로 바닥을 누르며 몸에 긴장이 생기지 않도록 한다. 단순하게 공기로 폐를 채우면서 흉곽이 떠오르는지, 동시에 척추가 바닥을 누르는지 확인한다.

들숨의 끝점에서 동작을 멈춘다. 숨을 내쉰 후 다시 들숨에 맞춰 동작을 시행한다. 이를 여러 번 반복한다.

호흡을 하지 않으면서 호흡 움직임을 재현하기   ATM

앞 동작이 명료해지면 멈춘다. 이번엔 숨을 들이쉬지 말고 이전과 마찬가지로 흉곽을 올리는 동작을 해본다. 다시 말해, 숨을 들이쉬거나 내쉬지 말고 흉곽으로 호흡 움직임breathing movement을 해본다. 숨을 쉬고 싶은 느낌이 들 때까지 여러 번 반복한다. 숨을 들이쉬며 흉곽을 움직이는 동작을 다시 반복한다. 그런 다음 동작을 멈추고 쉰다. 전체 동작을 5~6회 반복하면서 자신의 호흡을 체크한다. 동작을 하기 전에 비해 호흡이 어떻게 바뀌었는가?

하복부의 체적 증가시키기   ATM

양팔꿈치는 바닥에, 양손의 손가락 끝은 복부에 댄다. 먼저 흉곽을 공기로 가득 채운다. 그런 다음 숨을 내쉴 것처럼, 하지만 내쉬지는 않고, 흉곽을 압박한다. 그러면 공기압에 의해 복압이 올라갈 것이다. 압력이 항문쪽으로 가해지며 공기가 배꼽 아래로 내려가면 하복부가 공처럼 부풀어 오른다.

복부가 부풀면서 손이 어떻게 움직이는지 확인한다.

복부 안쪽은 액체에 가까운 구조물로 가득하기 때문에 위에서 아래로 힘이 가해지면 모든 방향에서 동등한 압력분산이 일어난다. 하지만 대부분의 사람들은 여기서 소개한 운동을 처음엔 잘 하지 못한다. 복부의 압력을 고르게 분산시켜 팽창시키기 어려운 이유는 골반과 척추가 견고한 구조를 갖추고 있지 못하기 때문이다. 척추와 골반 주변 근육에 긴장이 쌓여 있으면 이 운동을 할 때 척추가 지면에서 떠오른다. 따라서 복부 전체와 바닥 방향으로 고른 압력이 가해지도록 의식을 집중한다. 이 운동을 할 수 있으면 숨을 내쉬면서 복부를 앞쪽으로 미는 동작을 할 수 있게 될 것이다. 다시 한번 폐에 공기가 찰 때까지 기다린 후 복부를 공처럼 확장시키며 앞으로 내민다. 그러면 엉덩이에서 살이 많은 부위가 바닥을 누르는 느낌을 받는다. 이제 동작을 멈추고 쉬면서 자신이 호흡할 때 생기는 움직임이 질적으로 어떻게 변했는지 확인한다.

횡격막 시소 운동　　ATM

폐를 공기로 가득 채운 다음 숨을 멈춘다. 숨을 들이쉬거나 내쉬지 않은 채로 흉곽을 압박함과 동시에 복부를 확장하는 동작을 한다. 그런 다음 반대로 흉곽을 확장하면서 복부를 다시 당긴다. 이 동작을 숨을 참을 수 있는 한계 내에서 반복한다. 흉곽과 복부를 번갈아가며 확장시키는 동작을 5~6회 정도 하는 것은 매우 쉽게 할 수 있다. 마치 한쪽이 올라가면 반대쪽은 내려오며 균형을 이루는 시소와 같은 동작이다.

전체 동작을 5~6회 정도 반복한 다음, 다시 불편하지 않은 범위 내에서 최대한 속도를 빠르게 해서 반복한다. 복부와 흉곽을 교차해서 확장시키는 동작을 충분히 빠르게 하면 움직임을 구분할 수 있다. 동작 중에 배꼽과 늑골 사이에서 꾸르륵거리는 소리가 날 수 있다. 배에 만들었던 공이 위쪽 머리 방향으로, 또 아래쪽 다리 방향으로 반복적으로 움직이면 몸 안에서의 위치 변화를 인지할 수 있다. 그게 바로 횡격막의 움직임이다. 보통은 호흡할 때 횡격막의 움직임을 잘 인지하지 못하지만, 이 시소 운동seasaw movement을 통해 횡격막의 실제 해부학적 위치를 알지 못해도 내부에서 그 위치를 간접적으로 인지할 수 있다.

정상 호흡 ATM

등을 바닥에 대고 눕는다. 손과 발은 펴고 발 사이는 벌린다. 평소 호흡 리듬을 바꾸지 말고 가슴과 복부 움직임을 반복한다. 호흡을 멈춘 상태에서 했던 것처럼 정상적인 호흡에 맞춰 흉곽과 복부를 위아래로 반복해 움직이는 것이 가능하다. 이러한 방식으로 들숨과 날숨 움직임을 구별할 수 있는데, 이는 불필요한 긴장을 동반한 호흡을 피하는데 큰 도움이 된다.

전체 동작을 25회 반복한다. 끝난 후 1분 정도 쉰다. 그런 다음 엎드려 배를 바닥에 대고 손은 머리 위쪽으로 뻗는다. 양손 사이는 벌린다. 다리도 펴고 양발 사이는 벌린다. 이 자세에서 앞의 동작을 반복한다.

완전히 대칭적인 척추를 지닌 사람은 없다

완전히 대칭적인 척추를 찾긴 어렵고, 대부분의 사람들은 골반 평면에 비해 견갑대와 흉곽 평면이 상대적으로 비틀려 있기 때문에, 이런 상태에서는 몸 한쪽에서 나오는 모든 동작들이 다른쪽에서 나오는 동작들보다 좀 더 제한된다. 어린 시절엔 매우 다양한 동작들을 무작위적으로 하면서도 몸에 아무런 무리가 가지 않았다. 하지만 성인이 되면 할 수 있는 동작의 수도 제한되며, 어린 시절에 할 수 있었던 동작 중에서 할 수 없게 된 것도 생긴다. 이렇게 몸으로 표현할 수 있는 동작이 제한되고 그러한 삶에 익숙해지면 골격 구조도 그에 맞춰 조정되며, 결과적으로 척추 전체 모양도 비틀린다.

중심을 감지하라 ATM

엎드린 자세에서 시소 운동을 할 때, 흉곽이 부풀며 흉골의 중심부가 정확히 바닥에 닿는지 감지해보라. 또 복부가 확장될 때 복부의 중심부가 바닥에 닿는지도 확인한다. 대부분의 사람들은 이런 식의 감지 능력이 제대로 발달되어 있지 않아서 이를 어려워한다. 엎드려 있을 때 자신이 바닥에 대칭적인 자세를 하고 있다고 여기지만, 밖에서 보면 그렇지 않은 경우가 대부분이다. 어쨌든 엎드린 자세에서 숨을 멈추고 공기의 공을 위아래로 움직이는 시소 운동을 여러 번 반복한다.

동작을 계속 하면서, 이번엔 흉곽의 왼쪽이 바닥에 좀 더 명확히 닿게 한 후 복부의 오른쪽이 닿게 하는 방식으로 변화시킨다. 그러면 오른쪽 엉덩이 부위에서 왼쪽 어깨 부위까지 등 전체가 사선으로 움직이게 된다.

25회 반복한 다음 다시 몸의 중심부에서 동작을 하고 흉곽과 복부가 바닥에 닿는 것을 느끼며 중심부의 감각 변화를 확인한다. 이젠 반대 방향, 즉 오른쪽 흉곽에서 왼쪽 복부로의 시소 운동을 엎드린 자세에서 25회 반복한다. 다 하고 난 후 다시 중심부에서 시소 운동을 하면서 동작마다 흉곽과 복부 중심부가 바닥에 닿는 느낌을 확인한다. 이번엔 중심부가 좀 더 명확히 구별되는지 체크한다.

몸을 돌려 등을 바닥에 대고 눕는다. 이 자세에서 시소 운동을 하면서 흉곽 움직임이 어떻게 변했는지 확인한다. 움직임이 얼마나 자연스러워졌는지, 더 쉽게 움직이는 부위는 어디인지, 긴장이 이완된 부위는 어디인지 체크하라.

측면으로 누워서 하는 시소 운동   ATM

오른쪽을 바닥에 댄 측와위 자세를 취한다. 오른손은 위쪽으로 뻗어서 머리가 오른팔 위에 오게 하고, 왼손으로는 머리를 잡는데 왼손 손가락이 오른쪽 측두골에 닿게 한다. 그러면 왼손바닥은 머리 꼭대기에 닿는다. 이제 왼손의 도움을 받아 머리를 위로 들어올려 왼쪽 귀가 왼쪽 어깨에 닿을 정도가 되게 한다. 이렇게 머리를 든 자세에서 흉곽을 모든 방향으로 확장시키고 복부는 안으로 당긴다. 그런 다음 앞에서와 마찬가지로 시소 운동을 하며 흉곽을 압박하여 복부를 팽창시키면서 좌우 늑골의 움직임을 관찰한다. 바닥에 닿아 있는 오른쪽 늑골은 팽창되기 어려운 상태에서 흉곽 왼쪽만 팽창이 일어나게 되는데, 이로 인해 왼쪽 늑골에서 퍼져나간 힘에 의해 머리가 약간 오른팔쪽으로 가까이 가게 된다.

이 동작을 25회 반복한 다음 등을 바닥에 대고 누워 등의 어느 부위가 들어간 느낌이 나는지, 바닥과 좀 더 명확하게 닿는 부위가 어디인지 확인한다.

왼쪽 측와위로 누워 같은 동작을 25회 반복한다.

등을 바닥에 대고 하는 시소 운동　　ATM

등을 바닥에 대고 누운 자세에서 양손과 전완으로 몸 옆에서 바닥을 짚고 어깨를 바닥에서 띄운다. 그러면 흉곽이 지면에서 각도를 이루고 머리와 어깨가 공중에 뜬 상태가 된다. 여기서 머리를 굽혀 턱이 흉골 가까이 가게 한다. 이 자세에서 다시 한번 흉곽과 복부를 오가는 시소 운동을 한다. 다 끝난 다음엔 누워서 쉰다.

이전과 마찬가지로 상체를 바닥에서 들고 팔꿈치, 전완, 손은 바닥을 지지한다. 하지만 이번엔 머리를 뒤쪽으로 떨어뜨려서 턱이 흉골에서 최대한 멀게 한다. 이 자세에서 시소 운동을 25회 반복한다. 동작을 하면서 척추의 움직임을 관찰한다.

동작이 모두 끝나면 등을 바닥에 대고 누워서 호흡을 관찰한다. 아마도 호흡이 개선되었음을 명확하게 인지할 수 있을 것이다. 호흡이 좀 더 쉽고 깊어진 것을 확인하라.

무릎을 꿇고 하는 시소 운동 ATM

무릎을 꿇고 엎드린다. 무릎 사이는 넓게 벌리고 양발은 하지와 일직선상에 오도록 한다. 그러면 발톱이 바닥에 닿게 된다. 이 자세에서 머리를 아래로 내려 정수리가 앞쪽 바닥에 닿게 한다. 손바닥은 바닥에 대고 머리를 양손 사이에 위치시켜 과도한 압력이 머리에 가해지지 않게 조절한다.

이제 흉곽을 공기로 채우고 복부는 당긴 다음 시소 운동을 25회 반복한다. 동작을 하면서 흉곽이 확장되었을 때 몸이 머리쪽으로 움직이면 동시에 머리가 바닥에서 약간 앞으로 굴러가며 턱은 흉골에 가까워진다. 또 목 뒤쪽 근육은 늘어난고 척추의 후만곡은 커진다. 반대로, 복부가 나올 때엔 골반이 마치 뒤꿈치에 닿을 것처럼 뒤로 이동하며, 척추 만곡은 줄어들고 골반은 튀어 나온다.

무릎 꿇고 하는 시소 운동을 25회 반복한 다음 등을 바닥에 대고 눕는다. 그런 다음 호흡은 어떻게 변했는지, 바닥과 닿아 있는 등 전체의 느낌은 어떤지 확인한다.

시소 운동이 호흡에 미치는 영향

다음 운동을 통해 호흡이 이전보다 훨씬 더 개선될 것이다. 보통 선 자세에서는 폐와 함께 호흡을 담당하는 기관들이 모두 위쪽에 매달려 있으며 중력의 힘을 받아 아래로 당겨지게 된다. 이때 공기가 폐로 들어오게 하려면 흉곽을 확장시키는 힘이 필요하다. 앞에서 했던 운동에서, 정수리가 바닥에 닿은 자세에서 폐의 무게가 머리쪽으로 가해졌던 것을 떠올려보라. 숨을 들이쉴 때는 사실 아무런 힘이 들지 않았지만, 숨을 내쉴 때는 흉곽을 들어올려 원래의 납작한 상태로 되돌리기 위한 힘이 필요하다. 폐 조직 자체에는 근육이 없다. 그래서 흉곽의 움직임은 늑골 사이의 근육, 횡격막, 그리고 복부 근육의 도움을 받아야 한다.

선 자세에서 들숨에 공기가 빠르게 들어오고 날숨에 천천히 나가는 것을 관찰해본 적이 있는가? 인간은 말할 때 문장과 문장 사이에서 거의 쉬지 않는데, 이는 숨을 지속적으로 내쉬면서 성대를 활용해 말을 하기 때문이다. 무릎 꿇고 엎드린 자세에서 정수리를 바닥에 대고 숨을 쉬면 날숨은 짧고 급하며, 들숨은 길어진다. 정말 그런지 스스로 확인해보기 바란다.

척추 만곡과 골반 움직임 ATM

무릎을 꿇고 엎드린다. 양무릎 사이는 벌리고 이전에 했던 것처럼 양손과 머리를 바닥에 댄다. 그런 다음 왼쪽 무릎을 머리 근처로 조금 가져간 후 시소 운동을 한다. 가슴이 부풀리면 머리는 앞쪽으로 이동하지만 무릎의 위치 때문에 이전과는 다르게 많이 움직이진 않는다. 복부가 부풀릴 때는 골반이 발뒤꿈치 방향으로 이동하지만 주로 오른쪽 뒤꿈치로 치우치며, 엉덩이와 어깨의 정렬 상태가 약간 뒤틀린 상태가 된다. 이전처럼 척추는 전만과 후만이 반복되지만, 골반과 어깨는 오른쪽에서 왼쪽으로 치우치며 움직인다.

이 동작을 25회 반복한 다음 등을 바닥에 대고 누워 쉬면서 흉곽, 호흡, 등과 바닥의 접촉 느낌을 확인한다.

이제 다시 무릎을 꿇고 엎드린 자세에서 마찬가지로 시소 운동을 한다. 이때는 오른쪽 무릎을 머리쪽에 가깝게 위치시킨다. 앞에서 했던 자세와 이 자세에서의 골반 움직임 차이를 관찰해본다. 이러한 차이가 일어나는 주된 이유가 무엇인지도 찾아본다. 하지만 그 원인을 찾기 어려우면 나중에 시간을 두고 알아봐도 된다. 몸의 움직임을 관찰하고 그 차이를 구분하는 능력도 발전할 것이다.

등 넓히기 ATM

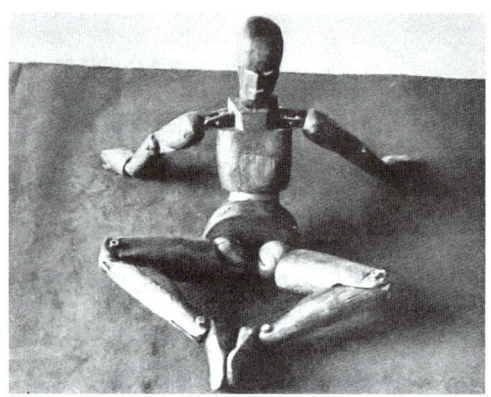

사진 1 사진처럼 바닥에 앉는다. 양손은 뒤쪽 바닥에 대고 무릎은 굽혀 양쪽으로 넓게 벌린다. 발바닥은 서로 붙인다.

바닥에 앉아 양발바닥을 가운데에서 붙이고, 무릎은 굽힌 자세에서 양쪽으로 충분히 벌린다. 오른손으로는 왼쪽 갈비뼈 아래쪽을 감싸고 왼손으로는 오른쪽 갈비뼈 아래를 감싸서 마치 양손으로 등을 포옹하는 듯한 자세를 만든다. 여기서 가슴을 내밀고 복부는 당기면서 턱도 당긴다. 시소 운동을 하며 공기의 공을 위아래로 움직이는 동작을 반복한다.

동작을 하면서 손가락 아래쪽 늑골이 어떻게 확장되는지 관찰한다. 양손으로 몸을 안듯이 감싸고 있어서 관련된 근육이 제한받기 때문에 동작을 할 때 가슴이 잘 확장되지 않는다. 그렇기 때문에 폐의 확장은 주로 하부 늑골 뒷부분에 의해 일어난다. 이런 방식의 호흡이 가장 효율적인 이유는 바로 하부 늑골쪽에 위치한 폐가 가장 넓기 때문이다.

25회 동작을 반복하면서 뒤쪽 늑골이 지속적으로 움직이는지 관찰하라.

동작이 끝난 후 일어난다. 동작을 하기 전과 비교해 직립된 느낌이 개선되었는지 확인하라. 좌우 견갑골도 느껴본다. 그 차이가 확연히 드러날 것이다. 호흡도 체크하라. 평소에 비해 훨씬 호흡이 개선되었을 것이다. 이러한 개선의 느낌은 원하는 결과를 얻기 위한 시발점이다. 실질적으로 호흡이 개선되는 것이 무엇보다 중요하다. 단지 머리로만 호흡 메커니즘을 이해한다고 해서 발전이 이루어지는 것은 아니다.

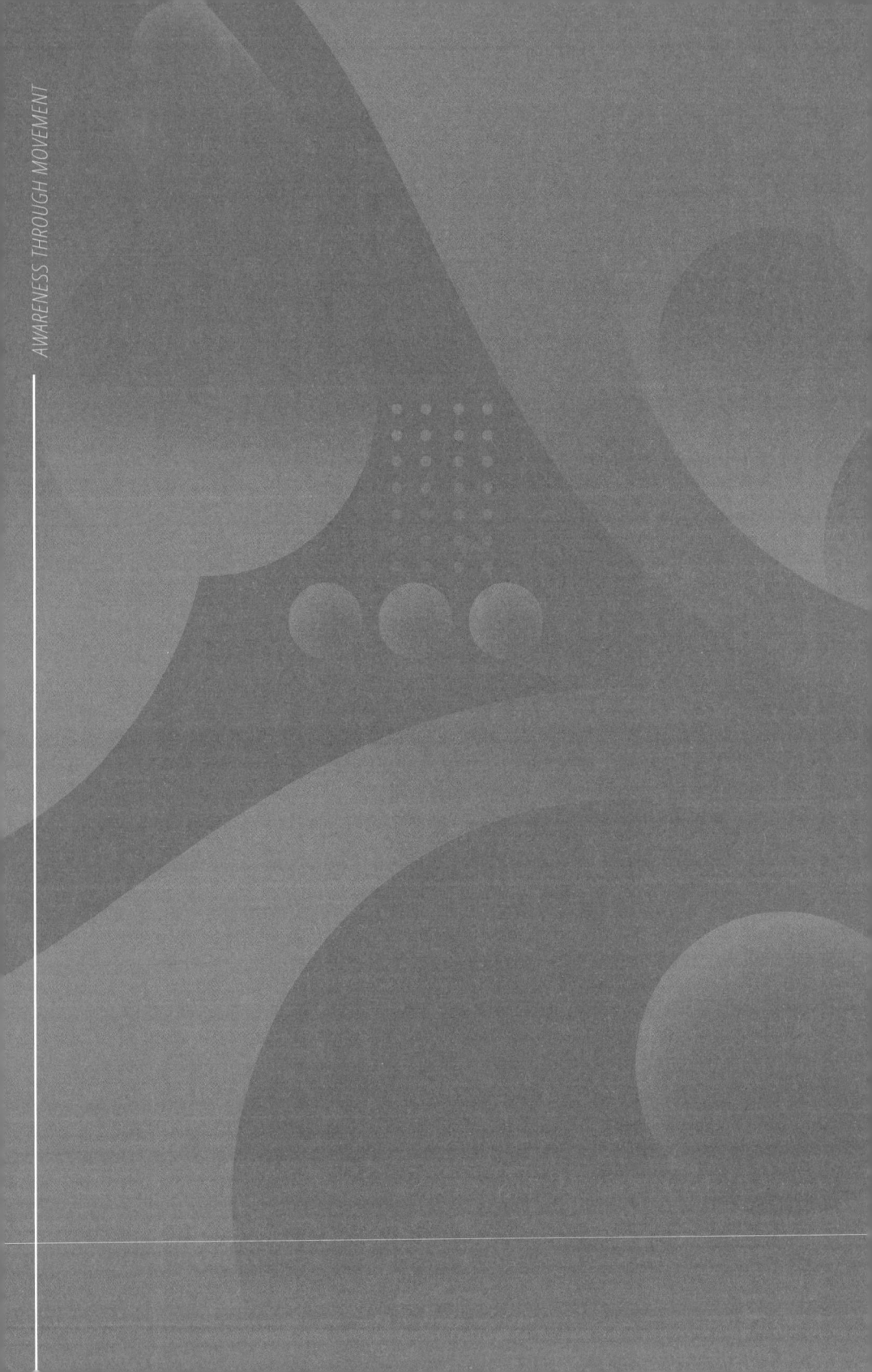
AWARENESS THROUGH MOVEMENT

동작모음

등 넓히기   ATM

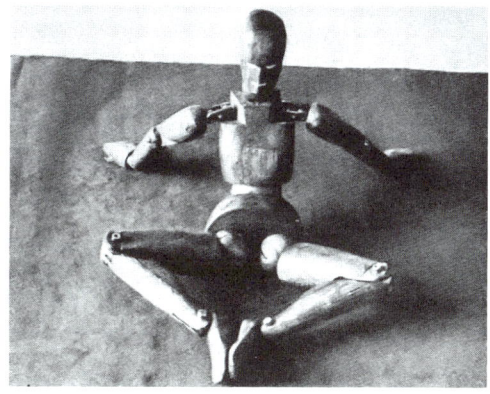

사진 1 사진처럼 바닥에 앉는다. 양손은 뒤쪽 바닥에 대고 무릎은 굽혀 양쪽으로 넓게 벌린다. 발바닥은 서로 붙인다.

회전력이 전달되는 경로 인지하기　　ATM

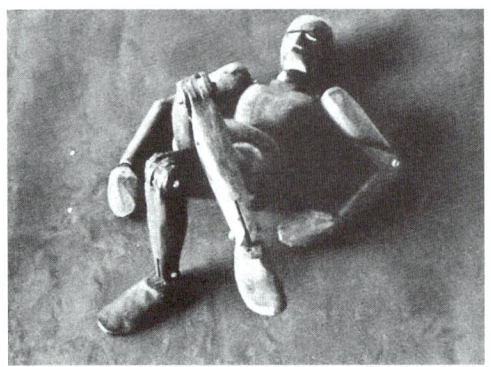

사진 2 등을 바닥에 대고 눕고 무릎을 당겨 세운다. 오른다리를 왼무릎 위에 교차시킨다.

무릎의 움직임　　ATM

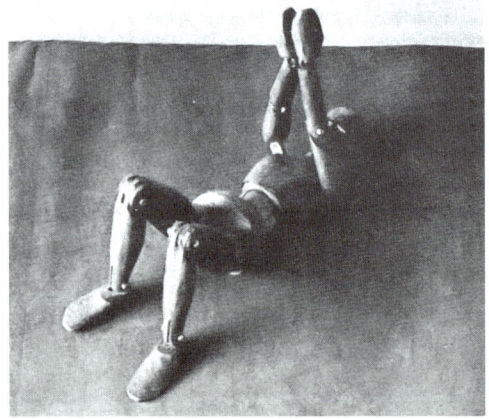

사진 3 양발은 바닥에 대고 양무릎은 굽힌 자세를 취한다. 양팔은 옆에서 편안하게 편다. 그런 다음 양손을 들어 박수를 치듯 손바닥을 서로 붙인다. 팔꿈치는 펴고 모은 손은 똑바로 위쪽을 향해 뻗는다.

양손을 교차한 자세에서 몸통 락킹 ATM

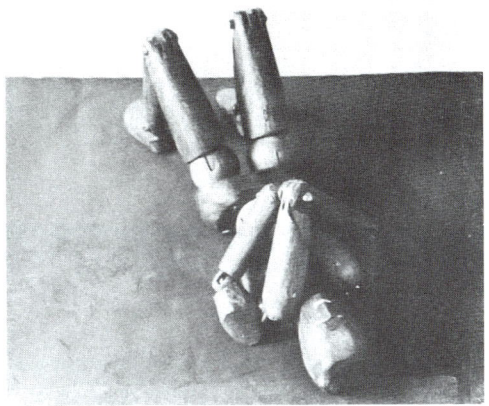

사진 4 왼손을 들어올린다. 그런 다음 오른손을 왼쪽 겨드랑이 밑에 넣어 왼쪽 견갑골을 잡는다. 왼손은 그 위에 교차시켜 오른쪽 겨드랑이 밑에 댄다.

엎드린 자세에서 양다리를 오른쪽 바닥으로 회전시키기

ATM

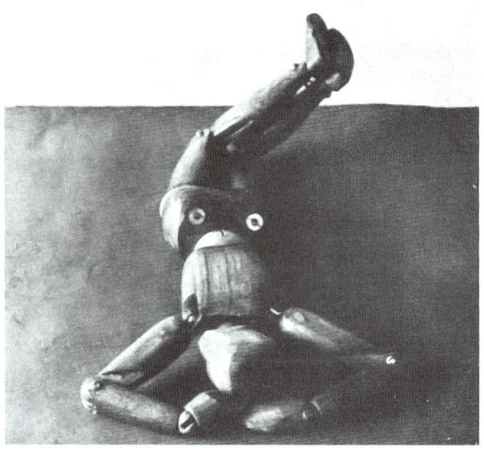

사진 5 배를 바닥에 대고 엎드린 자세에서 양무릎을 90도로 구부린다. 발바닥은 천정을 향한다. 이때 발목과 무릎이 줄로 묶여 있다고 상상한다. 그 자세에서 다리를 한쪽으로 기울인다.

머리 방향으로 발 들기

ATM

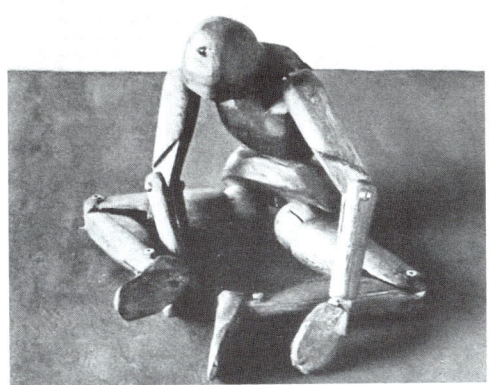

사진 6 양무릎을 굽힌 상태에서 좌우로 벌린다. 그러면 양쪽 외측 발날이 바닥에 닿는다. 오른손바닥은 위로 해서 손가락을 오른발 뒤꿈치 밑에 넣는다. 이때 엄지손가락도 다른 손가락과 마찬가지로 뒤꿈치 아래에 놓는다. 이 자세에서 오른발 뒤꿈치를 약간 든다.

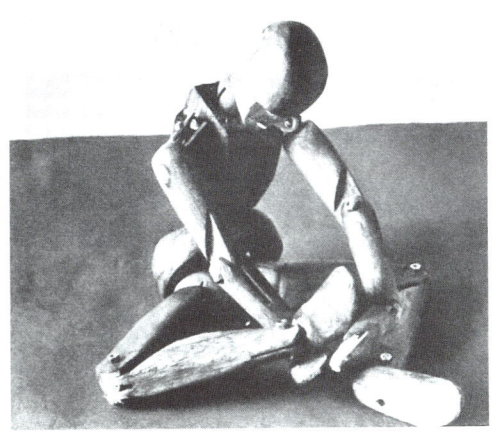

사진 7 왼손으로 오른발가락을 잡는다. 그러면 오른쪽 새끼발가락이 왼손바닥 안에 놓인다.

엎드린 자세에서 양다리를 오른쪽 바닥으로 회전시키기

ATM

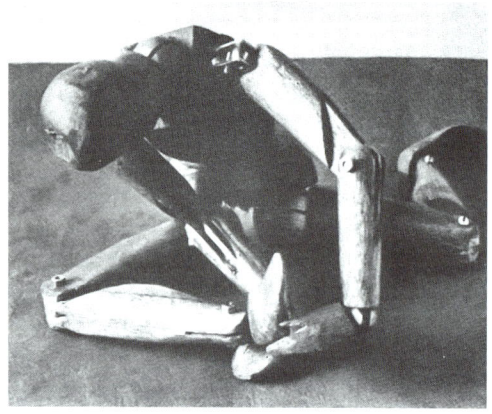

사진 8 다시 앉는다. 몸을 약간 오른쪽으로 기울이면 오른무릎과 다리가 바닥을 누르게 된다. 왼발은 바깥쪽으로 움직이며, 뒤쪽으로 굴곡될 수도 있다. 그런 다음 머리를 오른쪽 무릎 위쪽으로 좀 더 기울인다.

앉은 자세에서
누운 자세로 구르기, 우측

ATM

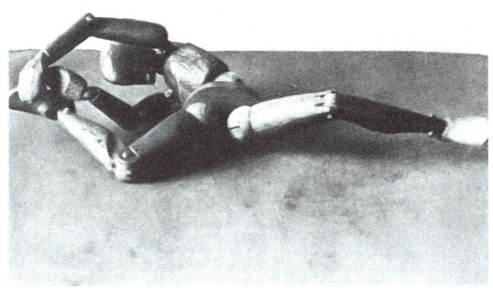

사진 9 머리는 오른무릎 위쪽을 향하고 바닥 근처에 있다. 오른발을 잡고 앉은 자세에서 갑자기 뒤로 몸을 굴리면 오른쪽 견갑대 방향으로 몸이 굴러가며 왼발은 공중에 뜬다. 아마 왼쪽 견갑대도 바닥에서 떨어질 것이다.

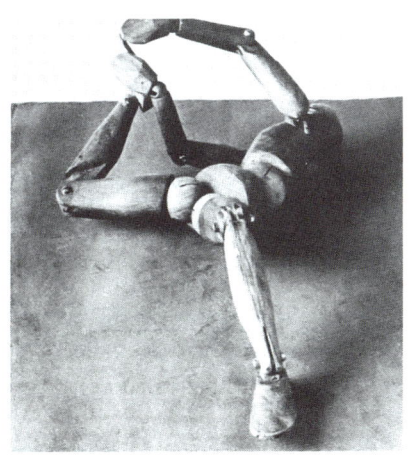

사진 10 등을 대고 누운 자세에서 오른쪽으로 몸을 굴린다. 그러면 왼다리는 몸의 무게 균형을 맞추기 위해 움직이고, 오른무릎은 바닥에 닿는다. 머리는 오른무릎이 닿은 방향에서 바닥에 근접하게 된다. 이 자세에서 동작을 시작한다.

앉은 자세에서 다리 들기, 실제&상상 ATM

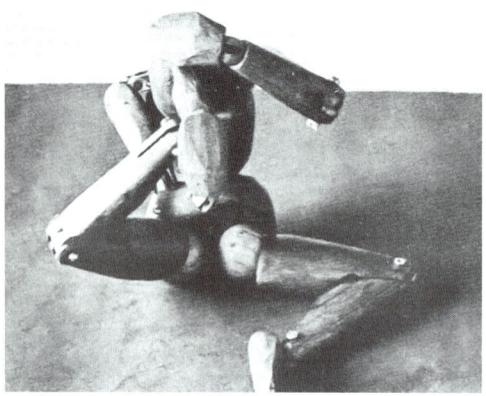

사진 11 오른발을 몸 앞쪽에서 위로 들어올린다. 조금씩 높게 들어 머리 꼭대기에 닿게 한다. 발이 위로 올라갈 때는 커브를 그린다. 머리를 낮추면 발은 아마도 머리 꼭대기 근처 어느 지점에 닿을 것이다.

앉은 자세에서 몸을 오른쪽으로 돌리기 ATM

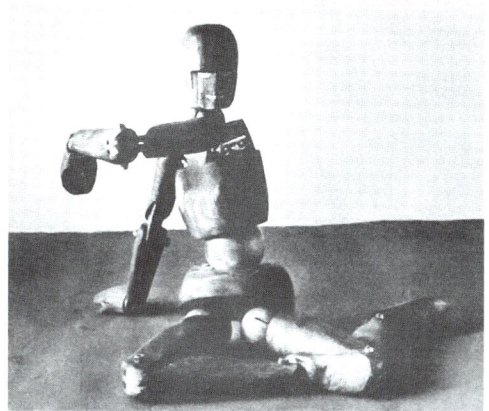

사진 12 손과 머리를 오른쪽에 위치시킨다. 그 자세에서 머리를 눈과 함께 왼쪽으로 되돌린다. 시선은 왼쪽을 향한다.

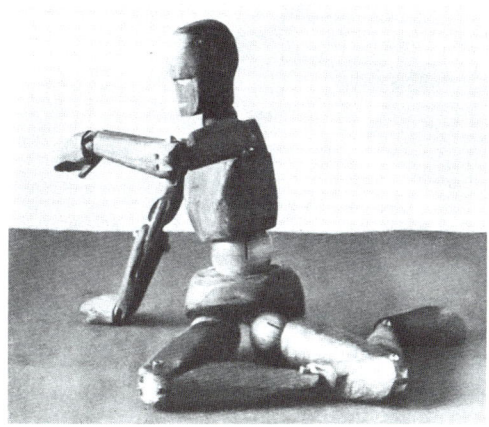

사진 13 자리에 앉는다. 오른손을 약간 뒤쪽에 위치시키고 그쪽으로 몸을 기댄다. 왼무릎은 굽혀서 왼발이 왼쪽 엉덩이 근처에 오게 한다. 오른발은 안쪽으로 굽혀 오른발바닥이 왼무릎 근처에 오게 한다. 왼손을 눈높이까지 올린다.

견갑대를 우측으로 돌리기　　　　　　　　　　ATM

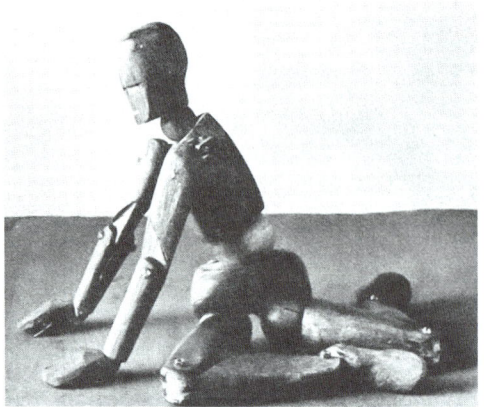

사진 14 다시 허리를 세우고 앉는다. 양어깨와 머리를 오른쪽으로 돌려서 양손을 바닥에 대고 몸을 그쪽으로 기울인다.

동작모음

LESSON

05

굴곡근과 신전근의 협응

COORDINATION OF THE FLEXOR MUSCLES AND OF THE EXTENSORS

머리의 움직임, 호흡, 견갑대의 느낌이 이전과 비교해 어떻게 바뀌었는지 확인한다. 특별히 신경쓰지 않아도 몸 전체가 좀 더 직립된 느낌이 들 것이다. 이토록 짧은 시간에, 이렇게 간단한 동작 만으로도 매우 큰 변화가 생긴 이유와 원리를 이해할 수 있는가?

AWARENESS THROUGH MOVEMENT

이번 레슨에서는 척추기립근의 수축력을 증가시키는 법을 배운다. 또 복부 굴곡근과 척추 신전근 톤을 높이는 법을 배우고, 몸을 비트는 데 관여하는 근육을 신장시킬 수 있게 될 것이다. 목 뒤쪽의 신전근을 신장시키며 앞쪽의 길항근인 앞목 근육도 자극해 직립자세에서 머리 균형을 높이는 법도 배우게 된다. 또한 몸통과 머리의 움직임을 차별화(옮긴이 - 차이를 분별함)시키는 능력을 개선시킬 수도 있을 것이다.

회전력이 전달되는 경로 인지하기 　ATM

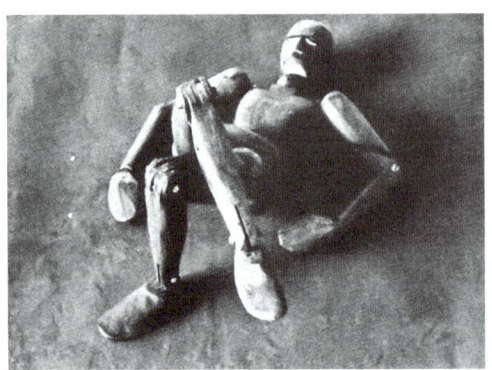

사진 2 등을 바닥에 대고 눕고 무릎을 당겨 세운다. 오른다리를 왼무릎 위에 교차시킨다.

등을 바닥에 대고 눕는다. 다리는 펴고 발 사이는 벌린다. 그런 다음 무릎을 굽히고, 오른다리를 왼무릎 위에 교차시켜 올려놓는다.

이제 양무릎을 오른쪽 아래로 당긴다. 이때는 왼발로만 지지하면, 위에 올라간 오른다리 무게에 의해 양다리가 오른쪽 바닥으로 더 깊게 내려가게 될 것이다. 그런 다음 원래의 중립 자세로 되돌아온다. 이 동작을 25회 반복한다. 동작을 하는 동안 양팔은 몸 옆에 놓여 있어야 한다. 무릎이 중립 자세로 되돌아오면서 폐가 공기로 채워지게 하고, 바닥으로 내려가면서 폐에서 공기가 비워지게 한다. 이렇게 하면 한 호흡에 한 동작을 마칠 수 있다.

무릎이 바닥으로 내려갈 때 골반 움직임을 관찰하라. 다리가 오른쪽 바닥으로 내려가면 왼쪽이 바닥에서 살짝 들리고 왼허벅지 쪽에서 당기는 느낌이 든다. 골반이 돌아가면서 척추와 흉곽도 따라서 당겨지며 결국 왼쪽 견갑대도 바닥에서 떨어지려고 한다. 동작을 계속해 다리가 오른쪽 바닥에 가까워지면 왼쪽 견갑대가 결국 바닥에서 떨어진다. 이제 다시 중간으로 되돌아온다. 동작을 하는 중에 회전력이 골반에서 척추와 늑골을 지나 왼쪽 어깨까지 지나가는 경로를 관찰해본다.

척추가 비틀리며 돌아갈 때 머리 뒷면은 바닥에 닿아 있지만 그 회전력이 머리에도 전달되어 느껴진다. 그래서 무릎이 바닥에 가까이 갈수록 턱은 흉골에 좀 더 가까워지게 되고, 무릎이 중간 위치로 되돌아오면 머리도 원래대로 바르게 된다.

동작이 끝나면 다리를 펴고 조금 기다린 후 골반의 어느 쪽에서 더 큰 변화가 생겼는지 느껴본다. 바닥과 닿는 느낌이 좀 더 명확하고 안착되게 다가오는 쪽은 어디인가?

무릎의 움직임   ATM

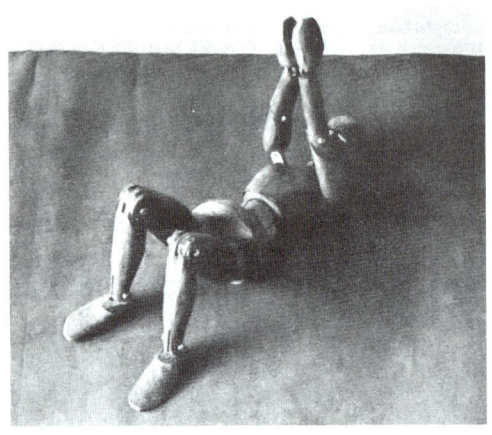

사진 3 양발은 바닥에 대고 양무릎은 굽힌 자세를 취한다. 양팔은 옆에서 편안하게 편다. 그런 다음 양손을 들어 박수를 치듯 손바닥을 서로 붙인다. 팔꿈치는 펴고 모은 손은 똑바로 위쪽을 향해 뻗는다.

양무릎을 굽혀 세우고 발 사이는 서로 벌린다. 무릎 사이도 서로 떨어지게 하여, 무릎이 발과 수직을 이루도록 자세를 잡는다. 그런 다음 양무릎을 모으거나 벌리는 동작을 하는데, 이때 무릎이 서로 너무 떨어지거나 붙지 않도록 하면서 아무런 힘을 들이지 않고도 발 바로 위에 무릎이 위치하도록 만든다.

양팔을 눈 위쪽 천정 방향으로 든 다음 손뼉을 치듯 양손을 모은다. 그러면 어깨, 견갑대, 팔이 서로 삼각형을 이루고 그 꼭지점에 양손목이 위치한다. 이제 누군가 오른쪽 어깨를 위로 당기는 느낌으로 오른쪽 견갑대를 바닥에서 든다. 양손바닥을 떼지 않은 상태에서 이 동작을 하면 양손이 왼쪽 바닥을 향해 내려갈 것이다. 하지만 앞에서 만든 삼각형이 무너지거나 팔꿈치가 굴곡 되지 않게 한다. 손바닥도 서로 미끄러지지 않게 유지한다. 다시 중간 자세로 돌아온다. 호흡을 들이마신다. 이때 골반을 필요 이상으로 움직이게 하진 않 는다.

숨을 내쉬면서 삼각형을 이룬 팔을 왼쪽 아래로 떨어뜨린 다음 되돌아온 다. 이 동작을 25회 반복한다.

동작을 할 때 머리가 바닥에서 떨어지는지, 얼굴은 왼쪽으로 돌아가지 않으면서 팔을 왼쪽 아래로 얼마나 멀리 보낼 수 있는지 확인하라.

잠시 쉰다. 바닥에 좀 더 견고하게 안착된 느낌이 나는 어깨는 어느 쪽인 가? 이제 무릎을 다시 세운 후 오른다리를 왼다리 위에 올리고 양다리를 오 른쪽으로 떨어뜨린다. 무릎이 내려가는 정도가 이전에 비해 더 낮아졌는지 확인하라.

이번엔 왼다리를 오른다리 위로 올린다. 그런 다음 양무릎을 왼쪽 아래 로 떨어뜨리린 후 다시 중간 자세로 가져오는 동작을 25회 반복한다. 잠시 쉬었다 몸의 좌우 어느 쪽이 좀 더 바닥에 가까워지고 접촉된 느낌이 더 나는 지 확인한다.

양무릎을 좌우 측면으로 다시 내려본다. 그런 다음 얼마나 편하게, 그리고 얼마나 멀리 보낼 수 있는지 확인한다. 다음 단계를 완료한 다음에도 이 검사를 해서 얼마나 움직임이 발전했는지 확인하도록 한다. 이제 상체를 움직인다.

견갑대를 우측으로 움직이기 　ATM

앞에서 했던 것처럼 양손을 들어 삼각형을 만들고 양손을 오른쪽으로 떨어뜨린다. 오른쪽으로 내려갔다 중간 자세로 되돌아오는 동작을 25회 반복한다.

조금 쉬었다 견갑대가 바닥과 닿는 정도가 어떻게 변했는지 확인한다.

양무릎을 다시 왼쪽 바닥으로 움직여본다. 팔과 어깨를 오른쪽으로 떨어뜨리는 동작을 통해 무릎의 움직임이 얼마나 개선되었는지 확인한다. 늑골 사이 근육이 이완되면 척추가 좀 더 자유롭게 움직일 수 있기 때문에 전체적인 움직임이 크게 개선된다.

무릎을 움직이면서 동시에 머리 들기 　ATM

오른다리를 들어 왼무릎 위쪽에 교차시킨다. 양무릎을 오른쪽으로 떨어뜨린다. 이때 특별한 힘을 가하진 않는다. 동시에 양손은 깍지를 껴서 머리 뒤를 잡고 바닥에서 들어올린다. 이때 양팔꿈치가 머리 앞쪽에서 서로 가까워지게 한다. 그런 다음 머리와 팔꿈치를 바닥으로 되돌린다. 숨을 들이쉬어 가

숨을 공기로 가득 채운다. 그리고 숨을 내쉬면서 같은 방식으로 머리를 든다. 골반과 다리가 우회전하여 오른쪽 바닥으로 내려가면서 머리가 앞쪽으로 올라가는 동작이다.

25회 반복하는데, 매번 호흡을 내쉬면서 머리를 든다. 동작을 하면서 늑골, 척추, 골반이 바닥과 닿는 느낌 변화를 관찰한다. 모두 끝난 후 1분 정도 쉬면서 몸통의 어느 부위가 좀 더 바닥으로 온전히 잠겨든 느낌이 나는지 확인한다.

손가락 깍지를 반대로 하고 동작하기   ATM

왼다리를 들어 오른무릎 위쪽에 교차시킨다. 그런 다음 편안한 느낌이 드는 한도 내에서 양무릎을 왼쪽 바닥으로 떨어뜨린다. 이때 평소 하던 방식과 반대로 손가락 깍지를 껴서 머리 뒤쪽을 잡는다.

이제 아무 생각없이 평소 하던 습관대로 깍지를 껴보라. 그런 다음 반대로 깍지를 껴본다. 이 작은 차이가 견갑대와 머리 위치에 어떤 변화를 가져오는지 확인한다. 어쩌면 "모든 게 비틀려 있다"는 느낌을 받을지도 모른다.

앞에서 했던 것처럼 깍지 낀 손으로 머리를 잡고 들면서 양무릎을 왼쪽 바닥으로 떨어뜨리는 동작을 25회 반복한다. 동작을 하는 동안 세세한 변화를 주의 깊게 관찰한다. 동작이 끝난 다음엔 등이 바닥에 닿는 느낌이 어떻게 변했는지 확인한다.

천골에서 느껴지는 변화　　ATM

등을 바닥에 대고 누운 다음 다리를 당겨 무릎을 세운다. 양손은 깍지를 껴서 머리 뒤를 잡고 숨을 내쉬면서 머리를 들어올린다. 이 동작을 25회 반복한 후 처음처럼 등을 바닥에 대고 누워 1분간 쉰다. 천골 주변에서 어떤 변화가 일어났는지 자세히 느껴보라. 아마도 살아오면서 처음으로 별 힘을 들이지 않고도 바닥에 평평하게 누운 느낌이 날 것이다. 물론 골반이 바닥에 기분 좋게 잠겨든 느낌이 들더라도 여전히 어느 정도는 근긴장이 남아서 완벽한 이완을 방해하고 있을 것이다.

양손을 교차한 자세에서 몸통 락킹　ATM

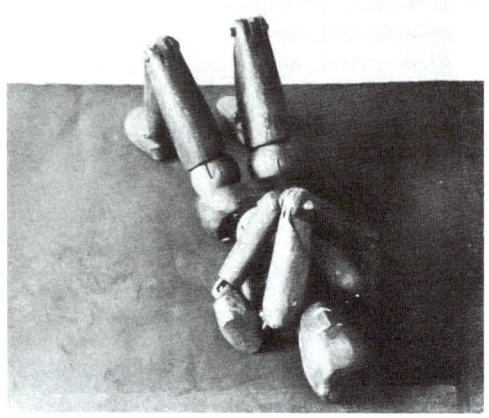

사진 4 왼손을 들어올린다. 그런 다음 오른손을 왼쪽 겨드랑이 밑에 넣어 왼쪽 견갑골을 잡는다. 왼손은 그 위에 교차시켜 오른쪽 겨드랑이 밑에 댄다.

등을 바닥에 대고 누운 자세에서 양무릎을 세운다. 양발 사이는 적당히 벌리고 발이 바닥에 편안하게 안착되게 한다. 그런 다음 오른손은 왼쪽 겨드랑이 아래에, 왼손은 오른쪽 겨드랑이 아래에 댄다.

이제 좌우로 구르듯이 움직인다. 오른쪽으로 움직일 때는 오른손으로 왼쪽 견갑대 부위를 바닥에서 들어올리고, 왼쪽으로 움직일 때는 반대로 한다. 하지만 골반은 움직이지 않게 주의한다. 오직 상체만 좌우로 구르듯 움직이며 락킹rocking 동작을 한다. 25회 반복하는데 처음엔 느리게 움직였다 점차 속도를 높여서 동작이 점차 자유로워지게 한다.

1분간 쉰다. 이제 팔의 상하 위치를 바꾼다. 그러면 왼손이 오른쪽 겨드랑이 아래에 위치하고 오른손은 반대쪽 겨드랑이로 향하면서 왼팔 위를 지나는 자세가 된다. 이 자세에서 다시 상체를 좌우로 굴리며 25회 락킹 동작을 한다. 처음엔 느리게 시작했다가 점점 속도를 높인다.

머리는 가만히 두고 상체 락킹하기　　　ATM

편안히 쉬면서 몸통을 좌우로 움직였을 때 머리의 어느 부위가 바닥에 닿았었는지 떠올려보라. 확실히 몸통의 움직임에 따라 머리가 이리저리 움직였을 것이다. 이번엔 눈을 천장의 한 지점에 고정하고 동작을 한다. 이전과 마찬가지로 양손으로 몸을 감싸고 상체를 좌우로 굴리듯 락킹 동작을 한다. 이때 골반도 움직이지 않게 하고 눈은 한 지점에 고정시킨다. 그러면 상체가 좌우로 구르듯 움직이면서도 머리는 고정된 상태를 유지한다. 대부분의 사람들이 머리와 몸통을 반대로 움직이는데 익숙하지 않기 때문에 이런 동작을 매우 낯설어 한다.

1분간 쉬었다 다시 상체를 움직인다. 이때는 머리와 어깨가 같이 움직이도록 내버려둔다. 다시 천정에 눈을 고정시켜 머리 움직임을 멈추고 동작한다. 머리와 어깨의 움직임을 서로 분리시키는 동작을 통해 상체를 구르듯 락킹하는 동작이 얼마나 개선되었는지 확인한다.

머리와 어깨를 반대로 움직이기　　　ATM

편하게 쉰다. 그런 다음 이전과 마찬가지로 상체를 좌우로 구르듯 움직인다. 하지만 이번엔 머리와 눈을 어깨와 반대로 움직인다. 좌우로 25회 반복한다. 머리와 어깨를 반대로 움직이는 동작이 매끄럽게 이루어지도록 조율한다.

팔의 상하 위치를 바꾼다. 그런 다음 머리와 어깨를 반대로 움직이는 동작을 25회 더 반복한다. 쉬었다가 다시 동작을 할 때는 머리와 어깨를 함께 움직인다. 상체가 구르듯 락킹하는 동작의 전체 가동범위가 확장되면서 동시에 움직임이 좀 더 쉽게 이루어지는지 확인한다.

손발을 펴고 편하게 누워 1분 정도 쉰다. 척추에서 어떤 변화가 일어났는지 확인하라. 요추뿐만 아니라 척추 전체가 바닥에 편하게 안착된 느낌이 나는가?

천천히 자리에서 일어나 몇 발짝 걸어보라. 머리의 움직임, 호흡, 견갑대의 느낌이 이전과 비교해 어떻게 바뀌었는지 확인한다. 특별히 신경쓰지 않아도 몸 전체가 좀 더 직립된 느낌이 들 것이다. 이토록 짧은 시간에, 이렇게 간단한 동작 만으로도 매우 큰 변화가 생긴 이유와 원리를 이해할 수 있는가?

LESSON 06

시계 이미지를 통한 골반 움직임 차별화

DIFFERENTIAION OF
PELVIC MOVEMENTS
BY MEANS OF
AN IMAGINARY CLOCK

특정한 신경계가 지닌 진정한 능력은 해당 신경계의 독특한 속성에 의해서만 평가받을 수 있다. 다시 말해 한 인간의 진실된 가치는 그 사람의 개성에 의해서만 평가받는다는 뜻이다.

AWARENESS THROUGH MOVEMENT

이번 레슨에서는 골반 주변 근육에 존재하는 불필요한 긴장을 알아채고, 골반의 움직임을 섬세하게 통제하며, 척추를 정렬시키는 법에 대해 배우게 될 것이다. 또 머리와 몸통을 반대로 움직이며 협응하는 능력을 개선시킬 수도 있다. 이를 통해 기립 자세에서도 척추를 회전시키는 능력이 개선된다. 원래 눈, 머리, 몸통은 좌우로 함께 움직였다. 하지만 여기서 배우는 움직임 인지를 통해 각각의 분절을 분리해서 반대로 돌리거나, 다른 조합으로 움직여서, 결국 훨씬 편안한 상태에서 최대의 회전 각도를 확보하게 될 것이다. 또한 신체의 움직임에 의해 야기되는 감각과 공간 안에서의 팔다리 위치, 그리고 이들의 연결성에 대해서도 배울 수 있다.

요추 만곡 변화시키기　　　　　　　　　　ATM

　　등을 바닥에 대고 누워 무릎을 당겨 세운다. 양발은 편안하게 벌리고 발바닥은 지면에 닿게 한다. 이때 발의 위치는 대략 고관절과 일직선을 이룬다. 양손은 몸통 좌우 바닥에 놓고 편안하게 벌린다.

　　척추 근육을 활용해 요추가 바닥에서 아치를 이루게 한다. 아치가 커지면 쥐 한 마리가 지나갈 공간이 만들어진다. 이때 발이 지면을 잡는 느낌이 든다. 고관절 앞쪽 근육에 의해 골반 위쪽 부위가 바닥에서 떠오르면 바닥에 닿아 있는 꼬리뼈에 압력이 증가한다.

시계 이미지와 골반 움직임　　　　　　　　ATM

　　숫자가 새겨진 시계가 골반 뒤쪽에 있다고 상상한다. 6은 꼬리뼈, 12는 요추 5번과 천골이 만나는 곳에 위치한다. 앞에서 했던 골반 아치 동작을 떠올려보라. 허리가 올라가면서 대부분의 압력이 숫자 6에 해당하는 꼬리뼈에 가해진다고 상상한다.

　　시계 이미지와 골반을 일치시키게 되면 대략 3시 방향은 오른쪽 고관절, 9시 방향은 왼쪽 고관절 부위가 되고 나머지 숫자는 그 사이에 위치한다.

다시 한번 아치 동작을 하며 골반의 압력이 6시, 즉 꼬리뼈에 가해지도록 한다. 요추 주변 근육의 수축으로 아치가 생기고 골반과 무릎 주변 근육이 수축하면서 요추의 만곡이 더욱 커지며, 지면에 견고하게 안착된 발바닥을 당기게 된다.

이제 움직임의 방향을 바꿔서 모든 압력이 12시 위치에 가해지도록 한다. 그러면 요추와 골반 상단이 모두 바닥을 누르게 되며, 꼬리뼈는 지면에서 떨어지고, 발바닥에도 압력이 증가한다.

동작과 호흡을 분리하기　　ATM

6시로 갔다 12시로 오는 동작을 반복한다. 25회 반복하면서 한 자세에서 다른 자세로 변화될 때 별 힘이 들지 않게 한다. 이때 호흡과 동작을 일치시킬 필요는 없다. 골반의 위치 변화와 상관없이 호흡은 고요하고 편안하게 이루어져야 한다. 골반의 전체적인 움직임은 느리고 연속적으로 이루어지게 하고, 방향을 전환할 때도 부드럽게 한다.

양다리를 쭉 펴고 골반의 느낌을 확인한다. 현재 지면과 닿은 부위가 정확히 어디인지, 이전과 비해 어떻게 변했는지 체크한다. 골반의 움직임을 호흡과 분리하면, 골반 움직임과 "협응해" 머리도 작게 움직였던 것을 기억하는가?

시계 이미지와 머리 움직임　　　　　　　　ATM

　　이제 머리 뒤쪽에 작은 시계 이미지를 그려보자. 머리와 바닥이 닿은 부위, 즉 가장 많은 압력이 가해지는 부위가 이 시계의 중심이다. 앞에서 했던 골반 동작을 통해 골반의 6시 위치에 최대 압력이 가해지면 척추에 의해 머리는 아래로 당겨져 턱이 목쪽으로 이동한다. 그러면 머리 시계의 6시 위치에 최대 압력이 가해질 것이다. 골반의 12시 위치로 압력이 이동하면 머리는 척추에 밀려서 턱이 목에서 떨어지고, 머리 시계의 12시 위치, 즉 정수리 방향으로 최대 압력 지점이 이동하게 된다.

　　골반 동작을 25회 반복한다. 골반의 12시 위치에서 6시 위치로 무게 이동이 일어날 때 머리에서도 움직임이 일어나도록 내버려두어라.

　　이러한 동작이 호흡에 어떤 영향을 미치는지, 골반의 움직임이 몸통을 통해 머리로 어떻게 전달되는지, 움직임이 전달되는 다른 경로에서는 어떤 일이 일어나는지 관찰한다. 1분간 쉰다.

　　다시 무릎을 당겨 세운다. 이번엔 3시 위치, 즉 오른쪽 고관절로 골반을 굴린다. 이때 오른발보다 왼발에 무게가 더 많이 가해지고, 왼쪽 고관절은 바닥에서 떨어지게 한다. 그러면 오른발에 가해지는 압력이 줄어들면서 약간 이완된다. 동작을 바꿔서 이번엔 9시, 즉 왼쪽 고관절 방향으로 골반을 굴린다. 이렇게 골반을 오른쪽과 왼쪽으로 굴리는 동작을 25회 반복한다.

흉곽에 불필요한 긴장이 빠지고 호흡 리듬이 방해받지 않는 채로 동작이 이루어지면 골반의 움직임에 따라 머리도 작게 움직인다. 이를 확인하면서 동작한다. 다 끝나면 1분간 쉰다.

시계 주위를 따라 연속적으로 움직이기 　ATM

무릎을 당겨 세우고 골반은 12시 위치에 안착시킨다. 이제 1시 위치로 접촉 지점을 변화시킨 후 다시 12시 위치로 돌아온다. 5회 반복한다. 이번엔 12시 위치에서 시작해 1시 위치를 지나 2시 위치까지 갔다 되돌아오는 동작을 5회 반복한다. 마찬가지로 1시, 2시, 3시 위치까지 무게를 이동시켰다 돌아오는 동작을 5회 반복한다.

5회씩 반복한 다음엔 마찬가지 요령으로 6시 위치까지 갔다 12시 위치로 되돌아온다. 각각의 움직임은 연속적인 아치를 이루어야 하며 중간 지점에서 멈추지 않는다.

골반 시계의 한 지점에서 다른 지점으로 갔다 되돌아오는 동작이 반복될수록 점차 그 움직임의 정확성은 증가하고, 전체 움직임이 온전한 아치를 이루는지 확인하라.

동작을 멈추고 팔다리를 편다. 골반 오른쪽과 왼쪽의 차이를 체크하라. 골반이 움직일 때 머리는 어떻게 움직였는지 떠올려본다. 사람들은 대부분

이러한 움직임의 연결성을 인지하지 못한 채로 살아간다.

다시 12시 자세로 돌아온다. 이번엔 골반 무게를 11시로 이동시킨 후 12시로 되돌아온다. 5회 반복한다. 다시 11시 지나 10시까지 이동시켰다 12시로 되돌아오는 동작을 5회 반복한다. 앞에서 했던 것과 마찬가지로 6시까지 도달한다. 모든 동작이 끝나면 1분간 쉬면서 몸 전체에서 어떤 변화가 일어났는지 확인한다.

아치 늘리기 ATM

대부분의 골반 압력을 3시, 즉 오른쪽 고관절 부위로 이동시킨다. 이제 4시로 갔다 3시 거쳐 2시로 온 다음 2시에서 3시 거쳐 4시로 갔다 3시로 돌아온다. 5회 반복한다. 여기서 한 시간씩 범위를 넓힌다.

그러면 다음 동작의 범위는 1시에서 5시가 되고, 그 다음은 12시에서 6시가 된다. 각각의 동작을 5회씩 반복한다.

쉬면서 골반이 바닥에 닿는 느낌이 어떻게 변했는지 확인한다.

왼쪽 고관절, 즉 9시 위치를 시작점으로 하여 마찬가지 요령으로 동작을 반복한다.

모든 동작을 마친 후 쉰다. 골반 움직임에 따라 머리가 어떻게 협응했는지 확인했는가? 동작을 하는 동안 발과 다른 부위에서는 어떤 일이 일어나는지 체크했는가?

전체와 부분　　　　　　　　　　　　　　　　　　　ATM

골반을 바닥에서 시계 방향으로 20회 움직인다. 이 동작을 하면서 몸 전체의 움직임을 관찰하며 동시에 부분의 움직임을 분리해서 관찰한다. 동작을 하는 동안에 신체 한 부위에서 다른 부위로 차근차근 의식을 이동시키면 된다. 이때 몸 전체에 대한 인지는 유지한다. 마치 몸 전체에서 전달되는 감각이 명확하진 않지만 배경으로 유지되게 하는 방식이다. 독서를 할 때 페이지 전체를 한 눈에 보는 볼 수 있지만, 이렇게 전체를 보면 글의 내용을 명확하게 이해하긴 어렵다. 인간은 현재 눈에 명확히 보이는 단어와 철자의 의미만 정확히 파악할 수 있기 때문이다.

골반과 머리가 시계 방향으로 끊임없이 움직일 때, 골반을 따라 움직이는 머리, 머리를 따라 움직이는 골반을 인지한다는 느낌으로 초점을 변화시켜본다. 움직임의 질이 점차 좋아지는 것을 확인한다. 좀 더 연속적으로, 매끄럽게, 그리고 좀 더 정확하고 빠르게 동작이 진보한다.

편히 쉰다. 그런 다음 반시계 방향으로 동작을 하며 머리와 골반의 움직임을 관찰한다.

객관적 판단과 주관적 판단

지금까지 우리는 바닥에 닿는 지점을 기준으로 몸에 시계 이미지를 마음 속으로 그려서 동작을 해왔다. 이제 상상으로 시계를 바닥에 그리고, 12시 지점과 6시 지점 사이의 거리를 머릿속으로 가늠해보라. 그런 다음 몸에서 12시와 6시 사이 거리를 머릿속으로 재본다. 첫 번째와 두 번째 거리 감각 차이는 어떠한가? 어느 쪽이 좀 더 믿을만 하고 정확한가? 첫 번째 경우가 좀 더 객관적인 판단 자료이고, 두 번째, 몸에서 잰 경우가 좀 더 주관적인 판단 자료이다.

이번 레슨을 진행하면서 여러분은 객관적 판단과 주관적 판단 사이에 차이가 있다는 사실을 알게 될 것이다. 하지만 주관적 평가와 객관적 평가는 점차 근접하게 될 것이다. 주관적 감각은 객관적 평가에 비해 좀 더 개연성이 넓다. 그렇기 때문에 주관적 감각이 우리를 둘러싼 단순한 물질적 세계에 대한 이해 가능성을 제한하게 된다. 이렇게 구체적 사실을 확인하는 것 자체가 한계성이 있지만, 그럼에도 불구하고 우리 모두에게 유익한 최소 공약수를 형성한다. 특정한 신경계가 지닌 진정한 능력은 해당 신경계의 독특한 속성에 의해서만 평가받을 수 있다. 다시 말해 한 인간의 진실된 가치는 그 사람의 개성에 의해서만 평가받는다는 뜻이다. 이러한 시도를 통해 우리는 인간 한 명 한 명의 개성이 모두 다르다는 것을 알게 된다. 이러한 개념을 좀 더 넓게 해석해 적용하면, 개인들 간의 차이는 훨씬 더 심화될 것이다.

내부 접촉과 외부 접촉　　　　　　　　　　　ATM

　　골반을 시계 방향으로 회전시키는 동작을 다시 반복한다. 이때는 골반의 특정 부위가 바닥에 닿을 때 그 부위에 해당되는 시계 숫자가 조금 튀어나와 바닥에 마치 고무도장으로 찍는 것처럼 자국이 남는다고 상상한다. 골반 시계의 숫자와 바닥에 각인된 숫자가 접촉하면서 움직이도록 하라. 이게 바로 내가 외부 접촉과 내부 접촉의 일치라고 말한 것이다. 내부 접촉과 외부 접촉이 단일한 느낌으로 합치될 때까지 동작을 반복한다.

　　편히 쉰다. 앞에서와 마찬가지로 바닥에 대해 몸 전체의 위치가 어떻게 변했는지 확인한다.

　　이번엔 반시계 방향으로 골반 운동을 반복한다. 모두 마치고 쉰 후 동작을 하기 시작했을 때 바닥과 몸이 닿았던 느낌을 떠올리며 변화된 내용을 확인한다. 이쯤되면 골반이 개선된 느낌이 최고조에 이르며, 마치 골반이 바닥에 가로축으로든 사선축으로든 평평하게 놓인 느낌이 들 수도 있다. 하지만 이게 다는 아니다. 사실 발전엔 한계가 없다.

골반 회전을 좀 더 개선시키기   ATM

오른무릎을 당겨 세우고, 왼다리는 약간의 각도를 두고 편 상태를 유지한다. 시계 방향으로 골반을 돌리는 동작을 20회 한다. 이렇게 한쪽 무릎을 세운 자세에서 동작을 할 때, "몇 시" 지점이 좀 더 바닥을 강하게 누르고 또 덜 누르는지 확인한다.

왼무릎을 당겨 세운 자세에서 반시계 방향으로도 같은 동작을 20회 반복한다. 마찬가지로 "몇시" 지점이 좀 더 명확하게 바닥에 새겨지는지 체크한다. 왼무릎을 세우고 했을 때 덜 명확한 지점은 오른무릎을 세우고 했을 때 덜 명확했던 지점과 대칭을 이루게 될 것이다.

다리를 모두 펴고 골반과 바닥의 접촉 느낌에 어떤 변화가 생겼는지 확인한다. 이렇게 변화가 생긴 이후에야 그 위치가 이전에 어떠했는지 명확히 드러난다는 것을 다시 한번 알게 될 것이다.

양무릎을 세우고 발 사이를 적당히 뗀 다음 골반을 시계 방향으로 돌린다. 이제 몇 시 위치에서 좀 더 강한 압력이 느껴지고 약한 압력이 느껴지는지 체크한다. 반시계 방향으로도 하면서 차이를 확인하라.

오른다리를 왼무릎 위에 교차해 올린다. 이 자세에서 골반을 시계 방향으로 20회, 반시계 방향으로 20회 회전시킨다. 쉬고 나서 결과를 체크한다. 이제 왼다리를 오른무릎 위에 교차해 올리고 마찬가지로 반복한다.

1분 정도 완전히 쉬고 나서 정말 느리게 한쪽으로 몸을 굴려 자리에서 일어난다. 척추에 비해 골반 각도가 어떻게 변했는지 확인한다. 호흡의 질이 어떻게 바뀌었는지, 팔과 다리의 움직임은 어떻게 변했는지도 체크한다. 눈과 얼굴 근육에서는 어떤 느낌이 나는가?

다음 단계 탐험

다음 단계 탐험을 통해, 다양한 자세에서 머리와 골반을 반대 방향으로 움직이는 법을 배우고 이를 응용해 새로운 움직임패턴을 학습할 수 있다. 머리가 시계 방향으로 움직일 때 골반은 반시계 방향으로 움직이고, 이런 동작을 통해 신체 이미지와 각 지체 사이의 관계성이 변한다. 결국 움직임의 연속성까지 바뀌게 된다. 이는 통제 수준이 좀 더 높아진다는 의미이기도 하다.

인지가 더 발전하면 여기에 하나 더, 즉 눈의 움직임을 첨가시킬 수 있다. 눈과 골반이 머리와 반대 방향으로 움직이게 할 수도 있고, 눈과 머리를 골반과 반대 방향으로 움직일 수도 있다. 이런 식으로 인지력이 높아지면 이해의 경계선도 확장된다.

전완으로 바닥을 지지하고 양발바닥을 붙인 다음 무릎을 굽혀 옆으로 벌린 자세에서 골반을 시계 방향 또는 반시계 방향으로 돌릴 수 있다. 앉은 자세나 양손으로 몸 뒤쪽 바닥을 지지한 자세에서도 같은 동작을 시행할 수 있다. 다양한 자세에서 응용해본다.

LESSON 07

머리의 이동에 따른 골격계 변화

THE CARRIAGE OF THE HEAD AFFECTS THE STATE OF THE MUSCULATURE

오직 변화를 알아채고 주의깊게 의식을 집중해야 자신의 움직임패턴을 새롭게 방향짓고, 다른 방식의 사고패턴을 형성할 수 있다. 오직 변화를 체득하여 익숙한 패턴을 깨뜨리고 억제해야, 그래서 기존의 패턴이 무용한 상태가 되어야, 새로운 패턴이 습관으로 받아들여지거나 제 2의 본성으로 자리잡게 된다. 이론적으로만 본다면 마음의 작용이 전부다. 하지만 실제로는 마음만으론 부족하다.

이번 레슨을 통해 여러분은 머리와 목 근육의 작용이 몸 전체 근육과 서로 관련을 맺고 있다는 사실을 알게 될 것이다(머리 움직임이 좀 더 자유롭고 편해질수록, 그리고 머리가 더 잘 회전하게 될수록 해부학적으로 가능한 범위 안에서 몸 전체를 최대한 많이 회전시킬 수 있다). 상상력을 활용한 움직임의 즉각적인 효과도 깨닫게 될 것이고, 투사된 동작 이미지와 실제 동작간의 차이를 구분하는 법도 배우게 된다. 그 결과 근육 활용 능력이 점차 개선될 것이다. 또 투사된 동작 이미지와 실제 행동을 세분화해서 인지함으로써 근육의 움직임을 섬세하게 다듬게 될 것이다.

엎드린 자세에서 양다리를
오른쪽 바닥으로 회전시키기

ATM

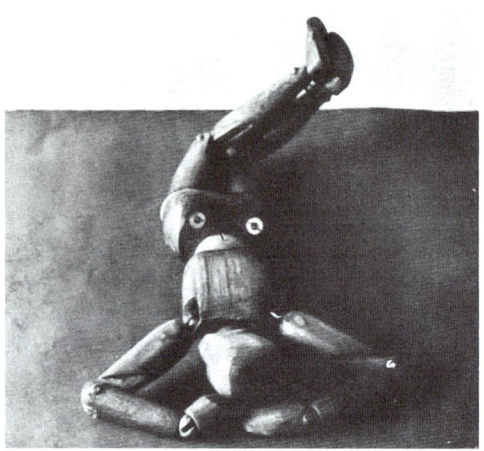

사진 5 배를 바닥에 대고 엎드린 자세에서 양무릎을 90도로 구부린다. 발바닥은 천정을 향한다. 이때 발목과 무릎이 줄로 묶여 있다고 상상한다. 그 자세에서 다리를 한쪽으로 기울인다.

배를 바닥에 대고 엎드린다. 한손 위에 다른손을 겹치고 손바닥은 바닥에 댄 다음 이마를 그 위에 올린다. 양발 사이는 좌우 고관절 넓이 정도로 벌린다. 무릎을 굽혀 양발을 바닥에서 뗀 후 양발을 서로 기댄다. 허벅지를 기준으로 무릎은 대략 90도 정도를 유지하며 발바닥은 천정을 향한다.

이 자세에서 양다리를 오른쪽 바닥으로 회전시킨다. 마치 양발이 바닥으로 잠겨든다는 느낌으로 동작을 하지만 왼무릎이 바닥에서 떨어지지는 않는다. 이렇게 되려면 왼발이 오른쪽 발목 방향으로 미끄러지면서 바닥으로 가까워져야 한다. 처음 자세로 되돌리면, 왼발이 다시 오른다리를 따라 올라가 발목을 지나 발바닥까지 움직이게 된다. 이 동작을 25회 반복한다. 이 동작을 하는 중에 다리에서부터 경추까지 몸 전체의 뼈 중에서 어느 부위가 회전하는지 확인한다.

다리가 오른쪽으로 회전할 때 어느 쪽 팔꿈치가 다리 방향으로 약간 당겨지는 느낌이 나는지, 발을 중심 자세로 되돌릴 때 팔꿈치가 어떻게 되돌아가는지 확인한다. 물론 팔꿈치의 움직임은 미세하게 느껴진다. 하지만 충분히 감지할 수 있다.

엎드린 자세에서 얼굴은 왼쪽을 향하며 양다리를 오른쪽 바닥으로 회전시키기　ATM

왼손바닥을 오른손등에 대고 머리를 왼쪽으로 돌려서 오른쪽 귀와 뺨이 왼손등 위에 닿게 한다. 다시 양무릎을 90도로 구부린 다음 양다리를 오른쪽 아래로 회전시켜 내린 다음 중간 자세로 되돌린다. 다리가 오른쪽 바닥으로 내려갈 때 흉골의 한쪽에 가해지는 압력 변화와 몸 앞쪽 늑골의 느낌을 체크한다. 늑골에 가해지는 압력을 감소시키려면 가슴을 이완시켜 자세를 교정한다. 그러면 몸에 가해지는 압력이 넓게 퍼져서 최소화된다. 다리를 내렸다 올리는 동작을 할 때마다 다리에서 척추를 지나 머리로 전달되는 느낌을 확인하고, 이때 발생하는 회전력이 한 마디씩 일정하게 전달되는지 또는 척추의 특정 영역이 함께 붙어서 움직이는지 확인한다. 머리를 왼쪽으로 돌린 자세에서 동작을 했을 때 다리의 움직임이 더 커지는지도 확인한다.

등을 바닥에 대고 누운 자세에서 변화 체크하기　ATM

25회 동작을 반복한 다음 등을 바닥에 대고 누워서 쉬면서 몸 전체와 바닥의 접촉 감각이 어떻게 변했는지 체크한다. 머리를 좌우로 돌리는 동작을 여러 번 반복하면서 좌우의 움직임 차이를 확인한다. 머리가 오른쪽으로 더 쉽고 부드럽게 돌아가거나 가동범위가 넓어졌는지, 아니면 반대인지 체크한다.

> **얼굴을 오른쪽으로 향한 후
> 양다리를 오른쪽으로 회전시키기**   ATM

다시 배를 바닥에 대고 엎드린다. 왼손바닥을 오른손등 위에 댄 자세에서, 이번엔 머리를 오른쪽으로 돌려서 왼쪽 귀와 뺨이 왼손등 위에 닿게 한다. 양무릎을 90도로 구부린 다음 양다리를 오른쪽 아래로 회전시킨다. 동작을 하는 중에 좌우 무릎 사이 거리가 변하지 않도록 한다. 이전과 마찬가지로 왼발은 오른다리를 따라 움직인다.

척추의 회전 각도가 이번엔 좀 더 커졌는지 작아졌는지 확인한다. 다리의 움직임은 이전에 비해 좀 더 쉬워졌는지 어려워졌는, 머리를 오른쪽을 돌려놓은 자세가 다리를 오른쪽을 돌리는데 방해를 하는지 도움들 주는지도 체크한다.

척추 회전과 호흡의 관계 ATM

엎드린 자세에서 앞의 동작을 할 때 상상의 손가락을 만들어 꼬리뼈에서부터 후두하부까지 척추 각 마디를 누르며 올라간다. 이렇게 하면 훨씬 쉽게 척추에서 일어나는 움직임을 따라갈 수 있고, 척추의 회전이 점진적으로 일어나는 부위가 어디인지, 강하게 돌아가는 부위는 어디인지 확인할 수 있다. 척추의 어느 지점에서 폐에 공기가 채워지는지도 체크한다. 다리가 움직여 바닥으로 내려갈 때인가 아니면 중립자세로 되돌아올 때인가? 등을 바닥에 대고 누운 자세에서도 몸통을 좀 더 쉽게 그리고 더 크게 회전시키려면 가슴의 공기가 비워져 있어야 하고 늑골 근육은 이완되어 있어야 한다. 이제 엎드린 자세를 풀고 등을 바닥에 대고 누워서 1분간 쉰다.

머리는 고정시키고 무릎을 함께 붙여서 움직이기 ATM

배를 바닥에 대고 엎드린다. 머리를 왼쪽으로 돌려 오른쪽 귀와 뺨이 바닥에 닿게 한다. 그런 다음 양손은 깍지를 껴 왼쪽 귀를 덮고 팔꿈치는 머리 양옆 바닥에 놓는다. 이 자세에서는 양팔의 위치 때문에 좀 더 지속적으로 얼굴 왼쪽에 압력을 가해 머리를 조금씩 왼쪽으로 돌리기 용이하다. 팔 자체의 무게 때문에 몸통이 움직일 때 척추에서 일어나는 변화를 더 잘 느끼게 된다.

무릎은 붙이고 대략 90도 정도 구부린다. 그러면 양발바닥에 천정을 향하게 된다.

양다리를 오른쪽으로 기울인다. 하지만 이 동작을 할 때 양다리는 무릎과 발목이 줄로 묶인 것처럼 함께 움직인다. 이렇게 하면 왼쪽 무릎과 허벅지가 바닥에서 떨어지게 된다. 중간 자세로 돌아왔다 다시 오른쪽으로 기울이는 동작을 25회 반복한다.

몸을 부드럽게 만들기 · ATM

내쉬는 호흡에 맞춰 다리를 일정한 속도로 움직여보라. 회전력이 아래에서 위로 척추를 타고 점진적으로 올라올 때 특히 상부 흉추와 하부 경추 부위에 의식을 집중한다. 골반이 회전하면서 척추는 신장된다. 이때 바닥에 닿아 있는 왼쪽 팔꿈치에 전해지는 움직임을 체크한다. 다리가 회전할 때마다 몸은 신장되며 다리의 움직임이 좀 더 부드럽고 둥글게 변해간다. 특히 다리가 움직이는 방향이 전환될 때 일어나는 변화에 집중하라.

머리 움직임의 변화   ATM

동작이 모두 끝나면 천천히 머리를 중앙 위치로 되돌린다. 경추와 목 뒤쪽 근육 변화를 체크한다. 이 부위의 변화가 정말 커서, 이전의 변화를 고려하지 않고 판단한다면, 처음 동작을 할 때 느껴졌던 것이 매우 불편하게 기억될 수도 있다. 처음엔 느리고 조심스럽게 움직였지만, 앞의 동작을 통해 머리에서 일어난 변화가 눈에 띄게 개선되어 특별히 조심하지 않아도 머리를 움직이는 것이 편해졌을 것이다.

등을 바닥에 대고 눕는다. 그런 다음 바닥에 안착된 머리를 좌우로 움직이면서 어떤 움직임이 정말 개선되었는지, 좀 더 연속적으로 부드럽게 머리 회전이 일어나는 방향은 어느 쪽인지 체크한다. 또 어느 쪽으로 목의 회전 범위가 넓어졌는지도 확인한다.

새 것을 취하면 옛 것을 버려라

특정한 자세에서 정상적인 동작을 수차례 계속 반복하면 불편한 느낌이 들거나 심지어 통증이 생기곤 한다. 이는 매우 흥미로운 경험이다. 인간은 이미 익숙해진 움직임패턴이 아닌 방식으로 자신의 몸을 쓰지 못한다. 25회 동작을 무작정 반복한다고 해서 근육계에 광범위한 변화가 생기진 않는다는 뜻이다. 오히려 익숙한 평상시의 움직임패턴이 강화될 수도 있다.

오직 변화를 알아채고 주의깊게 의식을 집중해야 자신의 움직임패턴을 새롭게 방향짓고, 다른 방식의 사고패턴을 형성할 수 있다. 오직 변화를 체득하여 익숙한 패턴을 깨뜨리고 억제해야, 그래서 기존의 패턴이 무용한 상태가 되어야, 새로운 패턴이 습관으로 받아들여지거나 제 2의 본성으로 자리잡게 된다. 이론적으로만 본다면 마음의 작용이 전부다. 하지만 실제로는 마음만으론 부족하다. 우리의 신경계는 너무나 견고하여 습관화되어 있는 기존의 패턴을 지속해 나가려는 성향을 지니고 있지만, 쇼크나 갑작스런 트라우마가 생기면 기존의 습관이 쉽게 변하기도 한다. 점진적인 변화가 오히려 어려운 일일 수 있다는 뜻이다. 하지만 쇼크를 가해서 변화를 만드는 방식은 신체 기능에 문제를 남길 수 있다. 그래서 동작이 개선될 때마다 의식을 집중하여 체크하고, 일련의 동작을 한 후엔 변화를 몸에 동화시키는 것이 중요하다. 이를 통해 감지 능력 차원에서 일석이조의 효과를 얻을 수 있다. 하나는 이전의 자동화된 움직임패턴을 억제하는 것이다. 동작이 끝나고 체크해보면 기존의 패턴은 뭔가 잘못되고, 무겁고, 불편한 느낌으로 다가온다. 새로운 패턴을 강화시키는 것이 두 번째 효과이다. 주의집중을 통해 동작 후의 변화가 좀 더 편하고, 좀 더 만족스럽고, 유동하는듯한 느낌으로 전해질 것이다. 이런 과정을 통해 습득된 통찰은 지적인 것이 아니다. 그래서 증명하기도, 이해시키기도, 그렇다고 확신을 주기도 어려운, 그보다 훨씬 깊은 감지력의 문제이자 개인적인 경험의 열매와도 같다. 어떠한 변화와 그 변화를 야기시킨 원인들 사이의 연결성을 충분히 알아채고 이해할 수 있어야, 그 경험을 동일한 조건 하에서 좀 더 정확하게 반복할 수 있다. 그래야 개선된 사항을 좀 더 깊게 우리의 신경계에 각인시킬 수 있다.

좀 더 강하게 회전시키기 ATM

다시 바닥에 배를 대고 엎드린 다음 머리를 오른쪽으로 돌리면 왼뺨이 바닥에 닿는다. 양손은 익숙하지 않은 방식으로 깍지를 껴 오른쪽 귀를 덮는다. 이전과 마찬가지로 양무릎은 모아서 90도 정도 구부린다. 이제 양다리를 오른쪽 바닥으로 기울인다. 그러면 양다리가 바닥으로 다가갈 때마다 오른쪽 허벅지와 무릎 바깥쪽이 바닥에 닿는다. 하체의 회전에 의해 경추에서도 회전력이 감지된다. 동작을 할 때 불편한 느낌이 든다면 양다리를 바닥까지 억지로 내릴 필요는 없다. 25회 양다리를 기울였다 되돌리는 동작을 반복하면서 점진적으로 움직임을 개선시킨다. 동작을 하는 동안 몸 전체에서 무슨 일이 일어나는지 주의깊게 관찰한다.

몸 양쪽에서 움직임과 감지력의 차이 체크하기 ATM

등을 바닥에 대고 편히 누워서 쉰다. 레슨을 시작할 때와 비교해 현재 등에서 느껴지는 느낌 차이를 확인하라. 일어나 조금 걸으면서 머리의 움직임이 어떻게 바뀌었는지, 몸통의 기립 자세, 다리의 통제력, 호흡, 골반의 위치 등은 어떻게 변했는지 체크하라. 오른쪽 눈과 왼쪽 눈의 느낌은 어떤 차이가 나는가? 거울을 보며 얼굴에서는 어떤 객관적인 변화가 생겼는지, 그 변화가 어느 쪽 다리의 움직임에 의해 야기된 것인지 확인하라.

다시 배를 바닥에 대고 엎드린다. 양손을 겹쳐 손등 위에 이마를 대고 가능한 단순한 형태로 양다리를 오른쪽으로 기울인다. 이쯤되면 양다리가 바닥에 닿거나, 아니면 적어도 바닥에 가깝게 다가갈 것이다. 다리의 움직임 또한 레슨을 시작하기 전과 비교해 훨씬 편하고 부드러워졌을 것이다.

등을 바닥에 대고 누워 뒤꿈치에서 머리까지 몸 전체의 좌우면이 바닥과 닿는 느낌을 체크한다.

마음 속으로 하는 수련   ATM

다시 복부를 바닥에 대고 엎드린다. 마음 속으로, 이번 레슨에서 했던 모든 동작들을 되새겨본다. 이렇게 이미 했던 동작을 떠올려보는 일이 그렇게 어려운 것은 아니다. 단순한 동작부터 시작해 점점 복잡한 동작으로, 골반에서 시작하거나 목에서부터 시작해 척추를 회전시키는 동작까지 해왔기 때문이다.

모든 동작을 명확하게 기억할 수 있다면, 이제 이전에 했던 것과 대칭되는, 즉 정반대 자세에서 이루어지는 동작을 단순한 것부터 복잡한 것까지 마음속으로 해본다. 양다리를 왼쪽으로 기울이는 동작부터 시작한다. 근육과

뼈에서 발생하는 움직임 감각을 떠올리면서, 동작이 전달될 때 발생하는 근육의 긴장을 상상해본다. 하지만 실제로 눈에 띄게 움직이지는 않는다. 이러한 방법은 꽤 효과적인 측면이 있다. 동작을 단지 상상 속에서 떠돌게 하지 않으려면, 동작을 할 때 횟수를 속으로 세면서, 각각의 동작을 5회씩 반복하는 것만으로도 충분하다. 실제 동작을 하지 않으면서 집중력을 유지하는 것은 쉽지 않다. 생각하는 것보다 움직이는 것이 더 쉽기 때문이다. 사실 대부분의 사람들은 행위를 상상하기보다 실제로 하는 것을 선호한다.

상상으로 모든 동작을 5회씩 한 후엔 쉬면서 결과를 체크한다.

자기이미지 인지하기 ATM

여러분은 이제 조금씩 뭔가 낯선 감각을 느끼게 될 것이다. 즉 자기이미지에 대한 좀 더 명확한 그림을 인지하게 되는데, 이는 대부분의 사람들에게 낯선 경험이다. 여기서 말하는 새로운 이미지는 주로 근육과 골격 구조와 관련되어 있다. 이 이미지는 예전에 익숙했던 것보다 좀 더 명확하고 온전하게 느껴지며, 그래서 당신은 왜 이런 상태를 좀 더 빨리 인식하지 못했나 의아해 할지도 모른다.

배를 바닥에 대고 엎드린 다음 좌우 어느 쪽의 움직임이 좀 더 나은지 확인한다. 동작을 많이 했던 쪽, 또는 상상을 적게 했던 쪽을 비교해본다.

레슨 7. 머리의 이동에 따른 골격계 변화

LESSON

08

자기이미지 온전하게 다듬기
PERFECTING THE SELF-IMAGE

대부분의 스포츠 기법들은 동작을 반복하는 것에 기반을 두고 있다. 스포츠뿐만 아니라 우리가 배우는 대부분의 것들이 주로 반복 원리와 기억력에 기반을 두고 있다. 매일 악기를 연주하지만 어떤 이는 계속 발전하고 또 어떤 이는 전혀 발전을 이루지 못하는 경우를 많이 봤을 것이다. 그 이유를 어쩌면 재능의 결과로 치부하는 이들도 있다. 사실 매일 발전하는 이는 자신의 연주를 관찰하지만, 그렇지 못하는 이는 단지 반복과 암기를 연주의 기반으로 삼는다.

AWARENESS THROUGH MOVEMENT

이번 레슨을 통해 여러분은 다양한 자세를 취하며 특정한 움직임에 사용되는 근육군을 활용하는 법에 대해 배우게 된다. 이러한 움직임과 관련된 관절들을 좀 더 유연하게 만들어 한 시간 안에 해부학적 한계치에 도달할 수 있을 것이다. 머리의 움직임이 근긴장에 미치는 영향에 대해서도 배우고, 상상으로 하는 동작이 실제 움직임에 미치는 영향에 대해서도 알게 될 것이다. 또 상상의 움직임을 언어화하는 것을 억제하는 법도 배우게 된다. 이 모든 것이 자신의 신체 이미지를 온전하게 하는데 기여한다. 능동적인 움직임을 통해 개선된 몸 한쪽의 결과를 시각화나 생각만으로, 실제로는 움직이지 않아 비활성화되어 있는 반대편까지 전달하는 법도 알게 될 것이다.

머리 방향으로 발 들기　　ATM

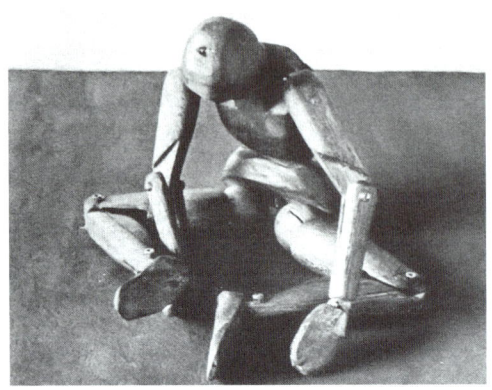

사진 6 양무릎을 굽힌 상태에서 좌우로 벌린다. 그러면 양쪽 외측 발날이 바닥에 닿는다. 오른손바닥은 위로 해서 손가락을 오른발 뒤꿈치 밑에 넣는다. 이때 엄지손가락도 다른 손가락과 마찬가지로 뒤꿈치 아래에 놓는다. 이 자세에서 오른발 뒤꿈치를 약간 든다.

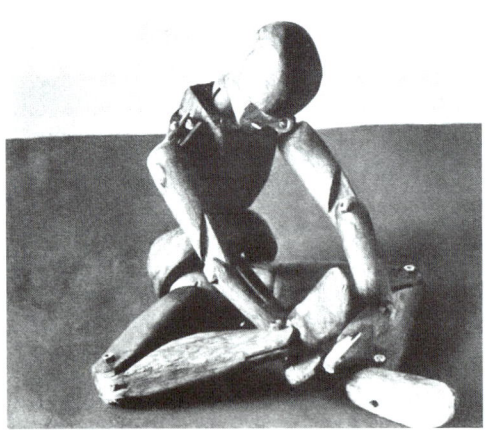

사진 7 왼손으로 오른발가락을 잡는다. 그러면 오른쪽 새끼발가락이 왼손바닥 안에 놓인다.

무릎을 굽혀 바깥으로 벌린 자세로 바닥에 앉는다. 양발은 몸 앞쪽에 위치하며 양발 외측은 바닥에 닿게 한다. 오른손바닥을 위로 해서 오른발 뒤꿈치 밑에 넣으면, 뒤꿈치가 오른손바닥 위에 놓인다. 손을 발 밑에 넣으려면 뒤꿈치를 바닥에서 약간 든다. 손이 바닥과 뒤꿈치 사이에서 쐐기처럼 들어가게 한다. 엄지손가락도 다른 손가락과 함께 아래쪽에서 뒤꿈치를 잡는다. 이제 왼손으로 오른발에 있는 4개의 작은 발가락을 잡고 왼손 엄지손가락은 오른발 엄지발가락을 가로질러 다른 손가락을 마주보게 한다. 왼손을 오므린다. 그러면 왼손 안에 4개의 작은 발가락이 잡히게 될 것이다.

양손으로 오른발을 잡고 들면서 동시에 몸에서부터 멀리 민다. 그런 다음 머리 방향으로 당기면 오른발은 전체적으로 둥근 궤적을 그리며 움직인다. 머리 근처까지 당긴 다음엔 원래 위치로 낮춘다. 숨을 내쉬면서 발을 들 때, 발이 머리쪽에 편하게 가까워질 수 있도록 머리를 앞쪽으로 숙인다. 그러면 발의 높이가 조금씩 머리 위쪽으로 올라가게 된다. 발을 다시 바닥으로 부드럽게 되돌려 동작을 완성시킨다.

다리를 들어올릴 때 긴장이 생기지 않도록, 지나치게 강하게 동작하거나 움직이는 도중에 힘을 가하지 않는다. 단순하게 반복하면서 동작이 조금씩 부드럽고 편해지게, 좀 더 연속적으로 변하게 한다. 동작을 하면서 가슴, 어깨, 견갑대를 관찰하면서 뭔가를 "하려는" 태도를 멈춰라. "하려는" 태도가 오히려 움직임이 쉽고 풍부하게 일어나는 것을 방해한다. 근육이 없고 뼈로만 이루어졌다고 생각하고 다리를 든다면 이 동작을 할 때 아무런 어려움이 없을 것이다. 근육이 없다 여기고 다리를 들면 머리 꼭대기까지 올릴 때 최소의 힘이 든다는 뜻이다. 동작을 방해하는 주된 장애물은 근육이다. 온전히 쉴 때의 실제 해부학적인 상태보다, 동작을 할 때 근육 길이가 짧아지거나 근긴장이 지속되기 때문에 움직임이 방해를 받는다.

25회 반복한 다음 다리를 바닥에 내려놓고 쉰다.

인지 없는 움직임

근육을 긴장시키며 애쓰는 태도, 즉 뭔가를 "하려는" 태도를 멈춘 상태에서 동작을 한 후엔 편히 쉰다. 이때의 쉼은 근력을 회복시키는 용도가 아니라 동작 중에 발생한 변화를 학습하기 위함이다. 변화를 체크하는데는 1, 2분 또는 그 이상의 시간이 소요될 수 있다. 그런데 한 동작에서 다른 동작으로 전환할 때 충분히 쉬며 변화를 학습하지 않고 습관적인 방식으로 급하게 하면, 동작을 반복한 이후의 효과를 체화하지 못하게 된다. 추상적인 사고를 할 때와 마찬가지로, 다양한 동작을 한 후엔 그 효과를 충분히 느낄만한 시간이 필요한데, 학생들에게 그러한 쉼의 시간을 제공하지 않는 선생들이 많다.

관찰, 분별, 이해 없이 근육을 사용하는 것은 기계가 그냥 물건을 생산하는 것과 같아서 가치 있는 행위라고 볼 수 없다. 이런 일은 기계뿐 아니라 당나귀도 할 수 있다. 왜냐면 인지 없이 근육을 쓰는 일에는 고도로 발달된 인간 신경계의 작용이 요구되지 않기 때문이다. 무언가에 주의를 기울이고서 인지의 시간을 허용하지 않는 것은 단지 머릿속에 기록물을 남기는 행위, 추상적인 정신적 인상을 남기는 기계적 과정 이상은 아니다. 인지 없는 움직임은 기껏해야 정신의 힘으로 기계적 반복을 하는 일이며, 그 움직임의 결과를 자신의 개성에 통합된 부분으로 융합하는 경지까지 이끌긴 어렵다.

엎드린 자세에서 양다리를 오른쪽 바닥으로 회전시키기

ATM

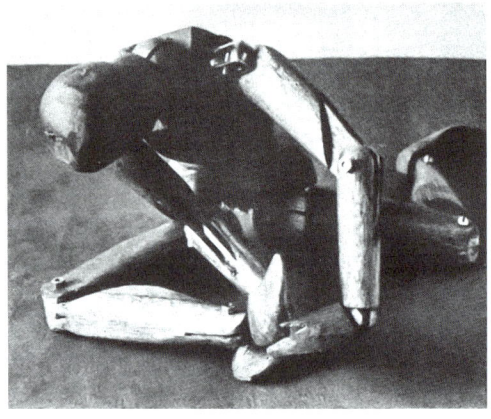

사진 8 다시 앉는다. 몸을 약간 오른쪽으로 기울이면 오른무릎과 다리가 바닥을 누르게 된다. 왼발은 바깥쪽으로 움직이며, 뒤쪽으로 굴곡될 수도 있다. 그런 다음 머리를 오른쪽 무릎 위쪽으로 좀 더 기울인다.

등을 바닥에 대고 눕는다. 그런 다음 발을 당기고 무릎을 이전처럼 옆으로 벌린다. 오른발을 들어올린다. 양손은 무릎 사이에 위치하여 이전처럼 오른발을 잡는다. 이때 오른손은 오른발 뒤꿈치 아래에 엄지손가락을 포함한 다섯 손가락을 모두 활용해 뒤꿈치 아래를 잡고, 왼손으로는 오른발에 있는 4개의 작은 발가락을 잡는다. 양손으로 오른발을 부드럽게 몸에서 멀어지게 해 천정 방향으로 움직인다. 그런 다음 커브를 그려 머리쪽으로 향하며 머리를 들어 발과 만나게 한다. 다시 발을 낮춰 편안한 자세로 가져간다. 하지만 오른다리를 다 펴는 것은 아니다. 강압적인 힘이 들어가지 않게 주의해서 동작을 25회 반복한다.

오른발이 공간을 지나갈 때 가볍고 부드러운 동작이 일어나도록 경로를 조절한다. 이보다 좋을 수 없을 것같은 경로를 찾게 되면 경로 찾기가 성공했다고 볼 수 있다. 발의 경로가 변할 때 가슴과 팔에서 일어나는 다양한 긴장을 체크한다. 25회 동작을 마치면 등을 바닥에 대고 편히 쉰다.

무릎을 당겨 세우고 오른발을 양손으로 다시 한번 잡는다. 이때 왼발은 바닥에 편하게 안착되어 있다. 양손으로 발을 몸쪽에서 멀어지게 하면서 골반을 우측으로 회전시킨다. 그러면 오른쪽 허벅지가 바닥에 닿는다. 머리와 몸 또한 오른쪽으로 돌아간다. 호흡을 내쉬면서 머리를 앞으로 숙여 오른무릎 방향으로 크게 호를 그려 숙이면 머리가 바닥쪽으로 이동한다. 이렇게 하면 몸이 좌식 자세로 변한다.

한번 더 한다. 왼발은 뻗어 몸을 바닥에서 일으키는 것을 보조한다. 왼무릎을 굽히며 왼발을 왼쪽으로 조금 이동시키면 앉는 동작을 도울 수 있다. 첫 번째 또는 두 번째 시도에 반드시 성공해야 한다는 생각을 가질 필요는 없다. 그게 그렇게 중요한 일도 아니다. 어쨌든 다시 등을 바닥에 대고 누운 자세에서 가볍게, 특별한 힘을 쓰지 않고도 오른쪽으로 돌아앉을 수 있도록 한다.

호를 그리며 머리를 바닥쪽으로 접근시키는 동작   ATM

머리를 계속 움직여 바닥쪽으로 접근시킨다. 양손으로는 오른발을 가볍게 밀어서 머리가 호를 그리며 바닥에 접근하는 것을 돕는다. 오른무릎 앞쪽 또는 약간 오른쪽 바닥에 가상의 한 점을 찍어서 그쪽으로 머리를 이동하면 도움이 된다. 왼발은 앞에서와 마찬가지 동작으로 움직임을 보조한다. 동작을 할 때 가슴을 이완시키고, 지나치게 강하게 하지 않도록 주의한다. 또 긴장을 일으켜 움직임의 흐름을 방해하는 부위가 어디인지 체크한다.

여러 번 반복한다. 동작을 반복할 때마다 해당 움직임과 연관된 신체 이미지 중 결여된 부분을 체크하고 그 이미지를 온전하게 만든다.

25회 반복한다. 하지만 동작의 결과를 기대하지 않고 한다. 모두 끝난 후엔 2분 동안 쉰다.

몸통을 좌우로 흔들기 ATM

자리에 앉아서 굽어져 있는 무릎을 펴고 다리 사이를 벌린다. 양팔은 펴서 양다리 사이를 지나 이전처럼 오른발을 잡는다. 오른발을 앞쪽, 위쪽으로 올려 머리 위로 들면서 동작에 어떠한 개선이 일어났는지 확인한다.

오른발을 풀지 않는 채로 왼발을 왼쪽 뒤쪽에 놓는다. 그러면 왼발 내측과 무릎 안쪽이 바닥에 닿는다. 동시에 오른발은 앞쪽 바닥에 놓는다. 몸통과 함께 머리를 앞쪽으로 기울이면서 어느 방향으로 가장 편안하게 움직이는지 체크한다. 오른무릎 앞쪽인지 오른정강이 쪽인지 확인한다. 이 자세에서 몸통을 좌우로 흔든다. 자신에게 편안한 범위 안에서 최소로 움직인다.

앉은 자세에서
누운 자세로 구르기, 우측

ATM

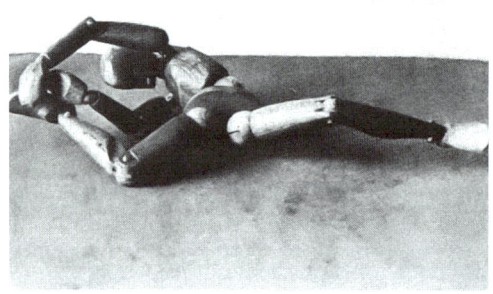

사진 9 머리는 오른무릎 위쪽을 향하고 바닥 근처에 있다. 오른발을 잡고 앉은 자세에서 갑자기 뒤로 몸을 굴리면 오른쪽 견갑대 방향으로 몸이 굴러가며 왼발은 공중에 뜬다. 아마 왼쪽 견갑대도 바닥에서 떨어질 것이다.

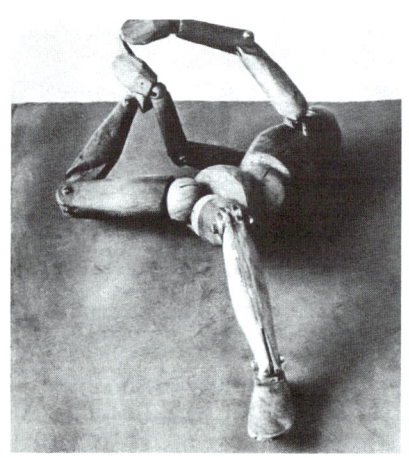

사진 10 등을 대고 누운 자세에서 오른쪽으로 몸을 굴린다. 그러면 왼다리는 몸의 무게 균형을 맞추기 위해 움직이고, 오른무릎은 바닥에 닿는다. 머리는 오른무릎이 닿은 방향에서 바닥에 근접하게 된다. 이 자세에서 동작을 시작한다.

몸을 좌우로 흔드는 동작에서, 그 흔드는 폭을 조금씩 증가시키며 동작을 몇 번 하다 머리를 오른쪽 아래로 낮춘다. 그러면 몸이 오른쪽 바닥으로 굴러가 등이 바닥에 닿게 될 것이다. 왼발은 이때 바닥에서 들린다. 만약 이 동작이 충분히 편하고 부드럽게 이루어진다면 오른쪽 등을 대고 눕는 자세를 지나쳐 거의 왼쪽 등으로 눕게 될지도 모른다.

왼발로 바닥을 밀고 다시 오른쪽으로 되돌아오는 동작을 시작한다. 먼저 몸을 접으며 머리를 앞으로 굴리듯 이끌면 앉는 자세로 바뀌며, 거기서 계속 나아가면 머리가 오른쪽 무릎을 지나 바닥쪽에 가까워진다. 이때 왼다리를 접어 몸의 왼쪽 뒤로 보내면 확실히 처음 좌식 자세로 되돌아갈 수 있다.

좌식 자세로 바꿀 때 몸을 똑바로 세우지 않도록 주의한다. 오히려 몸을 말아 머리와 몸이 가능한 바닥으로 가까워지게 한다. 이 자세에서 머리와 몸통을 약간 왼쪽으로 향하면 처음 시작 자세가 된다. 이제 다시 몸을 오른쪽으로 굴려 바닥에 등이 닿게 눕는다. 이런 방식으로 몸을 굴리는 동작을 25회 반복한 다음 쉰다.

상상력만 활용해 동작을 반복하기　　　　　　　　ATM

　구르는 동작을 통해 누운 자세에서 앉는 자세로 바꿨다 다시 눕는 것을 성공하지 못하면, 등을 대고 누운 자세와 앉은 자세에서 모두 상상력을 활용해 각각 5회씩 반복한다. 이때 최대한 몸의 여러 부위가 상상 움직임 안에 포함될 수 있게 한다. 상상력을 활용해 동작을 하는 모습을 관찰하면서 그 움직임이 연속적으로 이어지는지 체크한다. 이때에도 호흡은 고요하고 일정하게 유지한다. 상상 움직임이 끝난 후에 다시 실제로 동작을 한다.

앉은 자세에서 다리 들기, 실제&상상 ATM

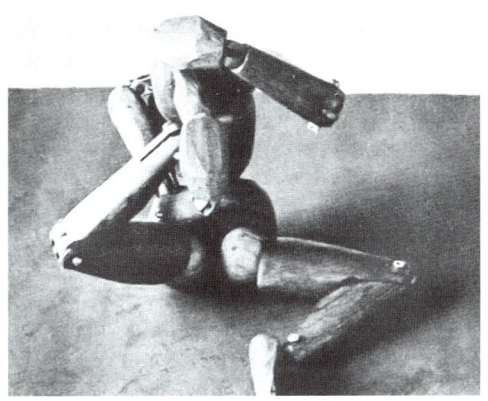

사진 11 오른발을 몸 앞쪽에서 위로 들어올린다. 조금씩 높게 들어 머리 꼭대기에 닿게 한다. 발이 위로 올라갈 때는 커브를 그린다. 머리를 낮추면 발은 아마도 머리 꼭대기 근처 어느 지점에 닿을 것이다.

레슨 처음에 했던 자세로 앉은 후 이전과 마찬가지로 발을 잡아 머리 위로 든다. 양손을 써서 오른발을 들어올린 다음 그것을 머리 꼭대기에 놓는다. 발 내측의 움푹 들어간 부위가 머리 꼭대기에 닿기 위해서는 몸의 구조화가 잘 이루어져 있어야 하고, 그런 상태에서는 별다른 힘을 들이지 않고도 동작을 할 수 있다. 만일 이 동작을 하는데 어려움이 있다면, 우선 눈을 감고 앉아 상상력을 동원해 모든 동작을 섬세하게 시각화한다. 모든 동작이 하나로 이어지도록 생생하게 그려본다. 실제로 동작을 하지 못했다면 상상으로 동작을 시각화하는데 얼마나 어려움이 있는지 확인한다.

언어화가 감지력과 통제력을 빼앗는다

물론 머릿속으로 그린 움직임을 말로 표현하는데는 아무런 어려움이 없다. 하지만 이런 언어화의 가장 큰 단점 중 하나는 자신을 실제 움직임에서 유리시킨다는데 있다. 다시 말해, 무언가를 상상하고 생각하며 적절한 단어를 활용해 상기시켰을 뿐인데 그것을 실체로 오인하게 만드는 것이 언어화의 문제이다. 언어화를 하지 않고 단순히 동작을 머릿속으로 그리기만 하면 실제 동작을 할 때 생기는 문제를 똑같이 마주할 수 있다. 하지만 이를 언어로 표현하면 신경계에서 근육에 내리는 명령이 움직임에 장애를 만든다. 몸을 접으라는 의식적 명령이 신경계에서 내려오면 길항근, 즉 척추를 펴는데 관여하는 근육이 강하게 작용한다. 이는 안 좋은 자세 때문에 형성된 습관 때문이다. 언어화를 하지 않고 단지 의식적인 인지만 해도 이런 문제를 충분히 피해갈 수 있다. 그러면 새로운 형태의 유연성이 부지불식간에 드러난다. 우리가 아이였을 때 지니고 있던 그러한 유연성이 드러나면 몸을 접는 동작은 좀 더 연속적이고 편하고 환상적으로 변한다.

이런 현상을 맛보는 순간 우리는 마치 어두운 방 안에 창문이 열리고 그 안에 새로운 가능성과 생명력이 차오르는 느낌을 받는다. 이때가 바로 자신을 마스터하는 법을 발견하는 순간이다. 이때가 바로 자신이 통제하지 못했던 움직임의 원인이 사실 자신 때문이었다는 것을 자각하는 순간이다.

자신의 신체 이미지 온전하게 하기　　　　　　　ATM

눈을 감고 이번 레슨에서 배웠던 모든 동작을 떠올린다. 몸의 느낌을 되새기며 각각의 동작을 2~3회 머릿속으로 반복한다. 한 동작에서 다음 동작을 전환되는 중간에 충분히 쉰다. 그런 다음 실제로 발을 드는 동작을 하면서 발이 의도한 대로 머리 위로 쉽게 올라가는지, 그 발을 머리 꼭대기에 머물게 할 수 있는지 확인한다.

발전에 한계는 없다

이 한 번의 레슨으로는 앞에서 기술한 변화치에 도달하기 힘들 정도로 몸에 강한 움직임 장애를 지니고 있는 사람이 있을지도 모른다. 이 경우 숙련된 선생의 도움이 필요할 수 있다. 40에서 50명 또는 60명 이상으로 구성된 남녀 혼성 그룹을 지도해본 적이 있는데, 이들 중 90퍼센트가 엄지발가락을 자신의 이마 근처에 가져갔고, 또 많은 이들이 발을 머리 꼭대기에 올려놓는 경지에 도달했다. 대부분 눈에 띄는 성과를 얻는 게 관찰되었다. 동작을 할 때마다 자신이 설정한 조건을 달성하는 사람이 있다면, 아마도 그의 움직임은 무한하게 발전할 것이다.

모든 동작을 상상력을 활용해 왼쪽에서 반복하라 ATM

일어나서 이리저리 걸으며 동작을 하며 체크한 부위와 다른 부위의 감각 변화를 체크한다. 얼굴, 눈, 몸 전체의 움직임, 그리고 좌우로 도는 느낌을 확인하라.

등을 바닥에 대고 눕는다. 무릎을 당겨 세우고 눈을 감은 채로 몸의 오른쪽과 왼쪽이 바닥과 닿는 느낌 차이를 체크한다. 이번 레슨에서 했던 모든 동작을 상상력을 활용해 오른쪽이 아니라 왼쪽에서 시행한다. 이때 언어가 아닌 감각을 상상하며 시행한다. 각각의 상상 동작을 3번씩 반복한다. 각 동작 사이에 충분히 휴식을 취한다.

동작보다 시각화를 통해 더욱 큰 발전이 일어난다 ATM

이제 앉아서 양손으로 왼발을 잡는다. 이전에 했던 자세와 정확히 반대로 하면 된다. 왼발을 들어올려 머리 꼭대기에 올리는 동작을 해본다. 상상력만으로 동작을 했는데도 실제로 동작을 했던 오른쪽에 비해 왼쪽의 움직임이 더 개선된 것을 발견하게 될 것이다.

오른쪽에서 실제로 동작을 했을 때 안 좋은 움직임, 잘못된 움직임에 대한 시행착오를 했었다. 이는 새로운 움직임을 배울 때 늘 있는 일이다. 이 모든 과정을 통해 두 번째, 즉 왼쪽 부위에서 행하는 동작의 성취가 이전에 비해 좀 더 커지고 나아지는 것이다.

자신을 관찰하는 일이 기계적으로 동작을 반복하는 것보다 낫다

여기서 얻은 결론의 중요성을 이해해야 한다. 여러분은 거의 한 시간 동안 몸의 한쪽에서 동작을 시행한 후 반대쪽에서는 겨우 몇 분 정도만, 그것도 상상력만으로 동작을 했다. 그럼에도 불구하고 반대쪽의 움직임 개선이 훨씬 컷다. 대부분의 스포츠 기법들은 동작을 반복하는 것에 기반을 두고 있다. 스포츠뿐만 아니라 우리가 배우는 대부분의 것들이 주로 반복 원리와 기억력에 기반을 두고 있다. 매일 악기를 연주하지만 어떤 이는 계속 발전하고 또 어떤 이는 전혀 발전을 이루지 못하는 경우를 많이 봤을 것이다. 그 이유를 어쩌면 재능의 결과로 치부하는 이들도 있다. 사실 매일 발전하는 이는 자신의 연주를 관찰하지만, 그렇지 못하는 이는 단지 반복과 암기를 연주의 기반으로 삼는다. 이들은 오직 충분히 반복하고 기억해야 안 좋은 실력이 개선되고, 그 결과 완벽한 악기 연주가 가능하게 될 것이라 믿고 있는지도 모른다.

앞에서 내부 접촉과 외부 접촉의 개념에 대해 이야기를 했다. 이 개념엔 신체 내부 감각을 의식적으로 관찰해 생기는 변화를 외부 공간으로 전달시키는 내용이 포함된다. 화가가 자신이 관찰한 풍경을 캔버스에 그리는 경우를 생각해보자. 손의 느낌에 집중하지 않고 붓으로 그림을 그릴 수 있을까? 또는 눈으로 보고 있는 풍경을 인지하지 않고 그릴 수 있을까?

거리를 지나치다 읽은 내용을 되돌아와 다시 읽은 경험을 대부분 해봤을 것이다. 다시 읽으려 되돌아간 이유는 처음 읽을 때 주의를 집중하지 않았기 때문이다. 비록 처음에 모든 단어를 읽었을 수도 있고, 말없이 속으로 단어들을 그렸을 수도 있지만, 이때엔 그 의미를 대부분 이해하거나 파악하지 못했을 것이다. 그런데 되돌아와 두 번째 읽었을 때는 무엇을 실제로 알아챈 걸까? 마음의 작용을 관찰하며 읽는 것과 주의 집중을 하지 않고 읽은 것 사이에 매우 큰 차이가 있다는 것을 알겠는가?

LESSON 09

공간 관계를 활용한 움직임 협응

SPATIAL RELATIONSHIPS
AS A MEANS TO
COORDINATED ACTION

대부분의 변화가 의식적으로 관심을 기울인 부위에서 일어났다. 그러니 단순히 기계적으로 횟수를 반복하는 것은, 그러한 반복으로 단지 순환을 촉진하고 근육을 사용했다는 점을 제외하고, 별다른 가치가 없다고 가정해야 한다.

AWARENESS THROUGH MOVEMENT

지금쯤이면 공간에서 팔다리의 움직임을 협응시키고 흐름을 인지하는 것, 그리고 신체 부위를 체계적으로 스캔하듯 의식을 집중하는 것이 그 부위에 존재하는 과도한 긴장을 이완시키는데 큰 역할을 한다는 사실을 알게 되었을 것이다. 기계적으로 동작하는 것은 우리에게 어떠한 배움도 전달하지 못하며 능력을 개선시키지도 못한다. 일상적으로 하는 동작을 단순히 여러 번 다양한 방식으로 한다고 해서 협응력이 좋아지진 않는다. 뿐만 아니라 개인의 능력을 탁월한 수준으로 끌어올리기도 어렵다. 하지만 인지를 통해 움직임을 개선시킬수록 우리가 일상에서 행하는 동작 또한 좀 더 명확해지고 발전하게 될 것이다.

얼굴 앞에 시계가 있다고 상상하기　　ATM

바닥에 앉는다. 다리는 교차해도 되고 안 해도 되지만 무릎은 편안하게 벌린다. 양손을 뒤쪽 바닥에 대고 몸을 기댄다. 숫자가 적인 시계가 얼굴 앞에 있다고 상상하라. 그런 다음 마치 코로 시계 바늘을 끌고 시계방향으로 돌리는 것처럼 얼굴을 돌린다. 코가 그리는 원은 작아야 한다. 만약 그 원이 커지면 시계바늘과의 연결성을 잃고 좌우로 멀어지게 된다고 상상한다. 이 단순한 동작을 매우 느리게 여러 번 반복한다. 동작을 하는 중에 호흡이 방해받지 않도록 주의한다.

코와 귀의 움직임　　ATM

왼쪽 귀와 왼쪽 어깨 끝단이 얇은 고무줄로 연결되어 있다고 상상한다. 코로 원을 그리는 동작을 일정한 속도로 할 때, 귀와 어깨를 연결한 고무줄이 어느 지점에서 늘어나 길어지는지 또 어느 지점에서 어느 정도로 짧아지는지 체크한다. 귀의 움직임도 원을 그리는가? 코가 12시, 3시, 6시, 9시를 지나 다시 12시로, 시계방향으로 돌아갈 때 귀가 어디에 위치하는지 확인한다. 여러 번 반복한다. 동작을 하면서 조금씩 고요해지도록 한다. 귀가 그리는 궤적을 느낌으로만 따라간다. 오직 귀와 어깨 끝단의 공간 안에서의 관계성이 명확해지는 느낌이 날 때까지 의식을 집중한다.

뭘 하는지 모른 채로 행동하고 있지는 않은가?

다음에 배우는 동작은 쉽지 않다. 그래서 바로 성공하긴 어려울 것이다. 하지만 그렇다고 성공 못할 이유는 없다. 성공할 수 있는 비결은 순수하게 지적인 측면과 관련이 있다. 여러분이 이미 배웠던 기하학 공식을 떠올려 보면 된다. 그렇다고 이러한 접근법이 인지를 방해하진 않을 것이다. 머리의 한 부위에서 뭔가 명확하지 않은 일이 벌어지는데 다른 부위에서는 아주 명확한 일이 벌어지고 있다는 사실이 놀랍지 않은가? 인간은 보통 뭔가를 하면서 그게 뭔지 잘 모르고 하는 경향이 있는 것 같다. 어떤 동작을 상상하면서 동시에 그 모든 동작을 감지하는 일이 어려운 게 사실이다.

귀에서 코로, 다시 코에서 귀로 초점 변화시키기 ATM

코로 원을 그리는 동작을 계속 한다. 이 동작을 멈추지 않은 상태에서 집중력을 귀로 이동시킨다. 코로 계속 일정한 원을 그리는 동작을 지속하면서 귀로 가상의 원을 그린다. 귀가 어느 방향으로 움직이는가? 귀와 어깨를 이은 고무줄은 어떻게 변하는지 관찰한다. 이전과는 뭔가 다를 것이다. 코가 그리는 궤적이 바뀌었는가? 아니면 여전히 원을 그리고 움직이는가? 이제 집중력을 코로 다시 가져와 코가 그리는 원을 관찰한다. 집중력의 초점이 코에 있는 상태에서 다시 귀가 그리는 궤적을 체크한다. 우리는 코와 귀가 동일한 머리에 존재하기 때문에 하나가 원을 그리면 다른 하나도 당연히 원을 그릴 것이라고 생각하는 경향이 있다. 하지만 결과는 그렇게 단순하지 않다.

왼쪽 눈으로 보기 ATM

코로 돌리는 원을 반시계 방향으로 바꾼다. 눈을 모두 감고 왼쪽 눈에만 의식을 집중한다. 왼쪽 눈으로 보는 방향이 실제로 어디인가? 감은 왼쪽 눈으로 눈 사이에 있는 콧날을 바라본 다음 왼쪽 눈의 왼쪽 코너를 바라본다. 이렇게 왼쪽 눈을 오른쪽, 왼쪽으로 움직이는 도중에도 코로는 계속 반시계 방향 원을 그린다. 대부분의 사람들이 몇 번 못하고 이 동작을 중도에 멈추기 때문에 명확한 결과를 얻지 못한다. 동작에 충분히 익숙져서 차이점을 인지할 때까지는 시간이 걸릴 수 있다.

왼쪽 귀로 원을 그리는 동작이 코가 그리는 원에 어떤 영향을 미치는지 확인한다. 이제 동작을 멈추고 편히 쉰다.

머리 왼쪽을 가상의 붓으로 색칠하기   ATM

다리를 교차해서 편안하게 바닥에 앉는다. 코로 시계 방향의 원을 그리면서 동시에 왼쪽 머리를 가상의 붓으로 색칠한다. 붓의 두께는 손가락 두 개 정도로 상상한다. 왼손으로 그 붓을 잡고 왼쪽 뒤쪽, 어깨 높이 정도의 경추 하단에서 색을 칠하며 왼쪽 목을 따라 위로 올라온다. 머리를 반으로 나누는 중심선의 왼쪽 측면을 타고 목 근육을 지나 머리를 넘어 얼굴로 내려온다. 왼쪽 이마, 눈, 뺨, 윗입술, 아랫입술, 턱을 타고 내려와 턱 아래 목을 지나 흉골 상단까지 색칠한다. 그런 다음 다시 조금 옆에서 색칠하며 왔던 길을 반대로 되돌아간다. 이런 방식으로 왼쪽 얼굴과 머리, 목 부위 전체를 색칠한다.

코를 반시계 방향으로 돌리며
머리 왼쪽을 색칠하기   ATM

잠깐 쉰 다음 코의 회전을 반시계 방향으로 바꾼다. 이번에도 왼쪽 머리 절반을 가상의 붓으로 색칠하지만 방식은 조금 다르다. 붓이 지나는 방향을 이전과 90도 정도 각도를 이루게 한다. 왼쪽으로 색칠한 다음 오른쪽으로 돌아오고, 또 되돌아가며 색칠하면 왼쪽 머리와 얼굴 전체가 두 번 칠해지게 된다. 가상의 붓으로 색칠하는 행위가 코의 움직임을 방해하는가? 만일 그렇다면 어느 지점에서 방해를 받는가? 붓의 방향이 바뀌는 지점인가? 붓이 지나가는 모든 지점이 동일하게 칠해지는 느낌이 드는가? 아니면 명확하게 칠해지지 않는 지점이 존재하는가? 동작을 하는 중에 호흡이 방해를 받는가? 어느 지점에서 근긴장이 일어나고, 또 어느 지점에서 움직임이 멈추는가? 눈인가 목인가? 아니면 어깨인가 횡격막인가? 동작을 끝내고 편히 쉰다.

부분에서 부분으로 초점 변화시키기   ATM

코를 반시계 방향으로 돌리는 동작을 계속한다. 동작을 하는 중에 턱으로 집중 위치를 변화시켜 반시계 방향 원을 그린다. 1분 정도 그 동작을 하다 왼쪽 턱 아래, 귀 바로 아래쪽으로 초점을 변화시킨다. 그 다음엔 관자놀이, 그 다음엔 귀와 경추 사이에 있는 후두하부로 계속 초점을 변화시킨다.

각각의 동작을 5~10회 정도 한 다음엔 머리의 다른 부위로 움직임의 중심을 변화시킨다. 한 부위에서 다른 부위로 초점을 이동하는 중간엔 코로 되돌아오는 것을 반복한다. 머리와 얼굴 왼쪽 모든 부위에서, 한 번의 의식적 노력만으로도, 동일한 명확도로 동작을 할 수 있게 될 때까지 반복한다. 모두 끝나면 편히 쉰다.

왼무릎을 꿇고 오른발바닥은 바닥에 댄다 ATM

왼무릎을 꿇는다. 오른발바닥은 지면을 지지한다. 오른팔은 앞쪽으로 뻗고 왼팔은 뒤쪽으로 뻗는다. 양팔은 어깨 높이를 유지한다. 눈을 감고 얇은 고무줄이 왼쪽 귀와 왼손을 연결한다고 상상한다(첫 번째 고무줄은 뒤쪽으로 뻗어나간다). 그런 다음 두 번째 고무줄이 왼쪽 귀와 오른손을 연결한다고 상상한다(두 번째 고무줄은 앞쪽으로 뻗어나간다). 코로 시계 방향 원을 25회 그린 다음 반시계 방향 원을 또 25회 반복해 돌린다. 두 개의 고무줄이 공간 속에서 짧아지고 늘어나는 것에 집중한다.

왼발바닥을 바닥에 댄다 ATM

잠깐 쉰 다음에 오른무릎을 꿇고 왼발바닥을 바닥에 댄 자세를 취한다. 왼팔은 앞쪽으로 뻗고 오른팔은 뒤쪽으로 뻗는다. 양팔은 어깨 높이를 유지한다. 고무줄의 움직임을 관찰하면서 코를 움직이는 동작을 앞에서와 마찬가지로 반복한다.

동작이 끝난 후엔 일어나서 여기저기 걸어본다. 머리를 오른쪽과 왼쪽으로 돌리는데 차이가 느껴지는가? 좌우의 공간감이 다르게 느껴지는가? 오른발과 왼발 발가락에서 이전과 다른 느낌이 감지되는가?

따라하기식 동작만으로는 아무 것도 얻지 못한다

여러분이 여기서 했던 모든 동작은 공간 관점, 그리고 근육 관점에서 대칭적이었다. 그렇다면 오른쪽과 왼쪽의 차이를 만든 것은 무엇인가? 정확히 똑같은 동작을 똑같은 횟수로 왼쪽에서 했지만, 그쪽에서 별다른 변화가 없었다. 이전에 왼쪽이 어떤 느낌이었는지 기억하기 어려울 수도 있다. 그러니 기억에만 의존할 수는 없지만, 무언가 왼쪽에서 오른쪽과 다른 느낌 변화가 있었다는 점에는 의심의 여지가 없다. 그러면 움직임 자체는 고려할 가치가 적다는 의미가 아닐까? 대부분의 변화가 의식적으로 관심을 기울인 부위에서 일어났다. 그러니 단순히 기계적으로 횟수를 반복하는 것은, 그러한 반복으로 단지 순환을 촉진하고 근육을 사용했다는 점을 제외하고, 별다른 가치가 없다고 가정해야 한다. 체육 시설에서 평생 운동을 한 사람들이 그렇지 못한 사람들에 비해 별다른 성취를 얻지 못하는 경우가 있는 게 이런 이유 때문일까? 반면, 성장하는 과정에서 자신의 신체 느낌을 끊임없이 관찰하고 평생에 걸쳐 학습하고, 변화하고, 발전하는 사람들도 존재한다.

개인적인 움직임이 일반화되다

단순히 머리를 움직이는 동작도 사람에 따라 달라진다. 누군가는 머리를 돌리면서 귀에 집중하고, 다른 이는 귀와 어깨의 형태에 집중하기도 한다. 또 어떤 이는 목의 피부가 접히는 것에 초점을 맞추기도 한다. 단순히 머리를 움직이며 의식을 집중하는 부위를 변화시키는 가능성의 조합이 엄청나기 때문에 모든 동작에 개인차가 있으면서 특수한 측면이 공존한다.

학생 여러 명이 모인 그룹에서 코로 원을 그리는 동작을 시켜봤는데, 정말 다양한 형태의 머리 움직임이 관찰되었다. 코로 원을 그리는 동작을 평상시 하지 않아서 불가능하다고 여기는 이들도 있었다. 하지만 레슨이 끝날 무렵엔 전체적으로 일반화되고 공통된 동작을 하는 것을 볼 수 있었다. 코가 정말 정확한 원을 그리는 것이 실제로 보였고, 동작을 하는 학생이 스스로 그렇게 느끼기도 했다. 동작을 하면서 스스로 자기이미지가 명확해지는 것을 느끼는 순간, 객관적이면서도 주관적인 인상 또는 표상이 다른 이의 눈에도 명확하게 보이는 때가 바로 움직임이 좀 더 쉽고, 정확하고, 기분 좋은 상태로 변모한 지점이다. 그때가 바로 발달된 인지를 활용해 동작을 수행했다고 볼 수 있는 지점에 근접한 순간이다. 개별적 움직임은 일반화를 통해 특이함이 아닌 긍정적 가치를 드러내야만 한다.

LESSON 10

눈의 움직임이
몸의 움직임을 구조화한다

THE MOVEMENT OF THE EYES
ORGANIZES
THE MOVEMENT OF THE BODY

매 순간 자신의 능력 한계에 도달하려고 애를 쓰면 쓸수록 근육통과 관절 문제에 시달리다 끝날 수 있다. 결과에만 경도된 채로 앞만 보고 나아가면, 단순히 습관화된 움직임패턴과 행동패턴을 깨트리는 것만으로도 얻을 수 있는 성취조차 얻지 못하게 된다. 이 책에서 제시하는 운동의 목적이 바로 습관화된 패턴을 깨트리는 것이다.

AWARENESS THROUGH MOVEMENT

이제 여러분은 눈의 움직임이 몸의 움직임과 어떻게 협응되는지, 그리고 이들이 어떻게 목 근육의 움직임과 연계되어 있는지 배우게 될 것이다. 눈과 목 근육의 연결성을 구분함으로써 몸의 움직임을 통제해 편하게 만들 수 있다. 눈과 머리의 움직임 방향을 반대로 하고, 머리와 몸의 움직임 방향을 반대로 하며, 여기에 많은 이들이 인지하지 못하는 움직임 차원을 더하는 법에 대해서도 배우게 된다. 이러한 운동을 통해 움직임의 스펙트럼을 넓히고 습관화되고 잘못된 움직임을 줄여나갈 수도 있다. 눈알의 움직임을 조절하는 근육과 좀 더 특수하게 시각을 통제하는 근육들을 구분하는 법도 배우게 될 것이다.

선 자세에서 몸을 좌우로 흔들기 　　ATM

　　다리를 약간 벌린 자세로 서서 몸을 좌우로 흔든다. 이때 양손을 늘어뜨리고 있으면 몸의 측면에서 비스듬하게 흔들린다. 예를 들어 몸이 오른쪽으로 이동하면 오른손이 오른쪽으로 이동하며 약간 몸 뒤쪽으로 이동하고, 왼손이 몸 앞쪽에서 오른쪽으로 움직인다. 마치 왼손이 오른팔꿈치를 추격하는 것 같다. 반대로 몸을 왼쪽으로 이동하면 왼손이 약간 몸 뒤쪽에서 왼쪽으로 이동하고 오른손이 몸 앞쪽에서 왼쪽으로 움직이며 추격한다.

　　몸을 좌우로 흔드는 동작을 반복하면서 눈을 감는다. 머리의 움직임이 부드러운지 확인하라. 몸의 방향이 바뀔 때마다 어느 부위가 먼저 방향을 바꾸는지도 체크한다. 눈인가 머리인가 아니면 골반인가? 이러한 체크 사항이 명확해질 때까지 좌우로 몸을 흔드는 동작을 여러 번 반복한다. 흔드는 동작을 시작할 때 또는 끝날 때에도 동작에 관여하는 신체 부위를 관찰할 수 있게 될 것이다.

　　이제 눈을 뜨고 이전과 마찬가지로 몸을 좌우로 흔든다. 눈이 계속 코 방향을 바로보고 있는지 체크한다. 눈을 감고 했을 때도 그랬는지, 또는 다른 곳을 바라보고 있는지도 체크한다. 눈이 다른 곳을 보고 있다면 그때의 눈의 움직임은 어떠한가? 눈과 머리의 움직임이 함께 하는가? 눈이 시선이 지나가는 수평면의 일부를 그냥 건너뛰고 지나가지는 않는가?

눈의 협응과 움직임의 유동성 　　ATM

다시 눈을 감는다. 몸을 흔드는 동작을 할 때 좀 더 부드럽고 유동적인 느낌이 나는지 체크한다. 눈을 뜨고 동작을 할 때인가, 감고 할 때인가? 눈을 감고 했을 때 얻은 부드러움을 눈을 뜬 상태에서도 얻을 수 있도록 해본다. 사람들은 눈을 뜬 상태에서도 모든 면에서 움직임이 개선되길 기대하지만, 몸 전체의 근육 움직임과 눈의 움직임이 적절히 협응되어 있지 않은 사람들이 많기 때문에 눈을 뜨고 동작을 하면 그 움직임이 방해를 받아 유동성이 감소하곤 한다. 몸을 좌우로 움직일 때 다리와 골반, 그리고 몸의 다른 국소 부위의 감각에도 주의를 기울여라. 그래야 몸 전체의 움직임을 통제하면서도 변화를 인지할 수 있게 된다.

앉은 자세에서 몸을 오른쪽으로 돌리기　　ATM

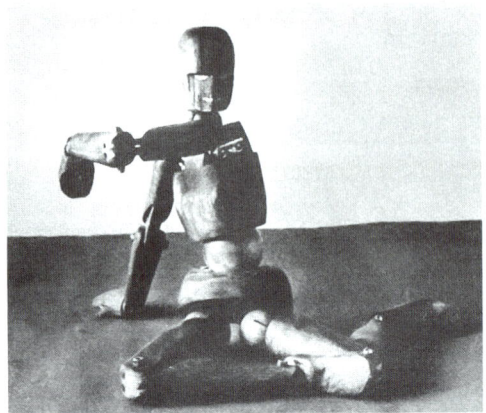

사진 12 손과 머리를 오른쪽에 위치시킨다. 그 자세에서 머리를 눈과 함께 왼쪽으로 되돌린다. 시선은 왼쪽을 향한다.

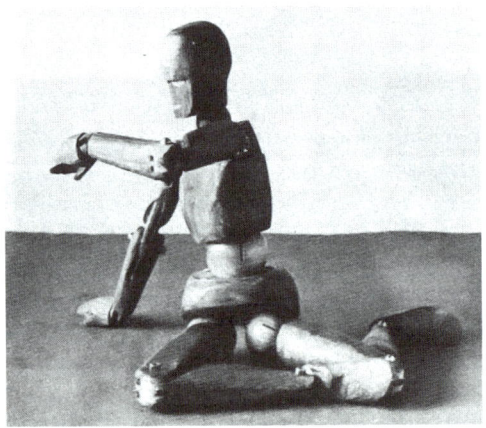

사진 13 자리에 앉는다. 오른손을 약간 뒤쪽에 위치시키고 그쪽으로 몸을 기댄다. 왼무릎은 굽혀서 왼발이 왼쪽 엉덩이 근처에 오게 한다. 오른발은 안쪽으로 굽혀 오른발바닥이 왼무릎 근처에 오게 한다. 왼손을 눈높이까지 올린다.

바닥에 앉는다. 왼무릎을 굽혀 왼발이 왼쪽 뒤를 향하게 한다. 그러면 왼무릎이 바닥에 안착되며 왼발바닥 내측이 바닥에 닿는다. 오른손바닥은 오른쪽 바닥에 대고 몸을 그쪽으로 기울이며, 오른무릎을 굽혀 오른발바닥이 왼무릎 근처 허벅지에 닿게 한다. 그러면 오른쪽 종아리와 몸 전면이 수평을 이룬다. 왼손은 눈높이에서 앞으로 뻗는다. 이때 왼팔꿈치는 굽힌다. 몸통을 오른쪽으로 돌리는데 이 동작을 왼손이 이끈다. 눈은 왼손 엄지손가락을 따라가 오른쪽을 바라본다.

편안한 범위 안에서 몸을 중립으로 돌렸다 다시 오른쪽으로 돌아온다. 왼팔꿈치를 굽히면 왼손바닥이 좀 더 오른쪽으로 멀리 이동하게 된다. 머리와 어깨가 오른쪽으로 돌아갈 때 눈은 왼손바닥쪽에 고정시키며 따라간다. 편안하게 느껴지는 범위 이상으로 돌리려고 하지 말고 천천히 계속해서 움직인다. 머리가 도달하는 지점 이상으로 눈을 오른쪽 멀리 돌리진 않는다. 가슴과 늑골 부위를 긴장시켜 척추를 단축시키지 말라. 그러면 좀 더 허리를 의도적으로 바르게 세운 자세에서 별다른 힘을 주지 않고도 머리 높이를 높게, 그리고 일정하게 유지시킬 수 있다. 동작을 하면서 눈이 왼손바닥을 따라가도록 집중한다. 많은 이들이 손의 움직임이 멈춘 지점에 도달한 이후에도 무의식 중에 시선을 멀리 두는 경향이 있다. 때론 그러한 사실을 지적받은 후에도 잘 고치지 못하는 사람들도 있다.

몸을 좌우로 돌리는 동작을 여러 번 행한 후엔 등을 바닥에 대고 누워 쉬면서 등과 바닥의 접촉 감각을 체크한다.

앉은 자세에서 몸통을 왼쪽으로 돌리기　　ATM

바닥에 앉는다. 그런 다음 양발을 오른쪽으로 이동시켜 앞에서 했던 것과 대칭된 자세를 만든다. 오른팔을 눈높이로 올리고 몸통 전체를 왼쪽으로 돌린다. 눈은 왼손 엄지손가락을 따른다. 오른팔꿈치를 굽히고 오른손이 왼쪽을 향하게 하면 오른손이 좀 더 왼쪽으로 멀리 돌아간다. 처음 자세로 돌아온다. 왼쪽으로 돌렸다 되돌아오는 이 동작을 25회 반복한다. 매 동작마다 이전보다 편해질 수 있게 한다. 움직임 자체에 의식을 집중한다. 왼쪽으로 더 멀리 가는 것보다 움직임의 질에 초점을 두는 편이 좋다. 골반, 척추, 뒷목, 그리고 늑골 등에 과도한 긴장이 생기지 않게 주의한다. 이외에도 움직임을 방해하는 요소가 있는지 체크한다. 동작이 모두 끝나면 등을 바닥에 대고 누워 편히 쉰다.

눈의 움직임이 회전 범위를 넓힌다　　ATM

바닥에 앉는다. 왼발을 굽혀 왼쪽 뒤쪽으로 가져가고, 오른발은 당겨 몸 근처 바닥에 둔다. 몸통을 오른쪽으로 돌리고 오른손바닥을 오른쪽 바닥에 댄 다음 그쪽으로 몸을 기울인다. 이렇게 하면 몸통이 이미 오른쪽으로 돌아갔기 때문에 오른손이 이전보다 좀 더 오른쪽 먼 곳에 놓이게 된다. 왼손을 눈높이로 들고 몸통 회전에 맞춰 오른쪽으로 가져간다. 왼팔꿈치를 굽히면 왼손이 편안한 범위 안에서 최대한 오른쪽으로 이동한다. 그곳에서 멈춘다.

이렇게 몸통이 비틀린 자세에서 눈을 왼손의 오른쪽으로 이동했다 다시 왼손으로 가져온다. 이렇게 눈을 왼손의 오른쪽으로 이동했다 되돌리는 동작을 약 20회 반복한다. 눈의 움직임을 머리의 움직임으로 보조하여 방향을 지시한다. 눈은 수평면에서 움직이도록 한다. 그래야 눈이 오른쪽으로 이동하는 길에서 시선이 아래로 지나치게 떨어지지 않는다.

몸을 단축시키지 말라 ATM

이러한 움직임을 촉진시키기 위해서는 목 근육이 단축되지 않도록 주의한다. 머리 꼭대기의 머리카락을 누군가 가볍게 위쪽으로 당긴다는 느낌으로 동작을 하면 척추의 움직임이 좀 더 편해진다. 왼쪽 좌골(궁둥뼈)을 바닥에서 떼면 동작이 좀 더 편해질 수 있다. 편히 쉰다.

왼손으로 움직임을 이끌면서 몸통을 오른쪽으로 돌리는 동작을 다시 한다. 그러면서 몸통 회전 범위가 이전보다 커졌는지, 그러면서도 움직임이 좀 더 편해졌는지 확인한다.

눈에 보는 기능만 있진 않다

골격계와의 협응에 있어 눈의 역할이 정말 중요하다. 사실 목 근육보다 눈의 역할이 더 중요하다. 인체는 대부분 두 가지 기능을 한다. 입은 섭식과 언어 기능을, 코는 향을 맡으면서 호흡하는 기능을 동시에 담당한다. 내이는 청각 기관이면서 느리고 빠른 동작을 할 때 인체의 균형을 유지하는 기관이기도 하다. 마찬가지로 눈과 목은 목 근육의 수축에 있어 결정적인 영향력을 미친다. 바닥을 보지 않고도 계단을 오르내릴 수 있었던 것을 떠올려보라. 이것만으로도 몸의 근육을 동원하는데 있어 눈이 얼마나 중요한 역할을 하는지 충분히 이해할 수 있다.

좌우 눈을 각각 분리해서 움직이기, 함께 움직이기   ATM

자리에 앉는다. 오른다리를 오른쪽으로 굽히고 왼다리는 몸쪽으로 당긴다. 몸통을 왼쪽으로 돌린다. 왼손은 편안한 범위 내에서 가능한 왼쪽 먼 바닥에 놓고 몸을 그쪽으로 기댄다. 오른팔을 눈높이까지 들고 수평선상에서 왼쪽으로 돌린다. 오른손 방향으로 눈과 머리를 돌려 시선을 왼쪽 멀리에 있는 벽의 한 지점에 둔다. 그런 다음 다시 오른손을 보고, 다시 벽의 한 지점을 본 후 다시 오른손을 보는 동작을 20회 정도 반복한다. 눈은 감고 한다. 이때 10회는 오른쪽 눈만 써서 오른손과 벽을 오가는 동작을 반복하고, 또 10회는 왼쪽 눈만 써서 반복한다. 그런 다음 전체 동작을 눈을 뜬 상태에서 양쪽 눈 모두를 써서 반복하면서, 몸을 왼쪽으로 돌리는 범위가 증가했는지 확인한다. 놀랍도록 크게 회전 가동범위의 개선이 일어날 것이다.

왼발을 왼쪽 뒤로 굽히고 오른발을 당겨 안쪽으로 꺾는다. 그런 다음 오른쪽에서도 마찬가지 동작을 반복한다. 좌우 눈을 각각 분리해서 움직이는 동작을 눈을 뜬 상태, 감은 상태에서 시행해보라.

눈의 협응에 의해 몸통의 움직임이 개선된다 　ATM

편히 누워 쉬면서 몸의 어느 부위가 지면과 더 밀접하게 닿아 있는지 관찰한다. 여기서 느껴지는 변화는 눈의 움직임을 인지했기 때문에 생긴 것이다. 만일 언젠가 몸에 다시 긴장이 생긴다면 눈의 움직임에 있어 유연성이 감소한 것으로 볼 수 있다. 그러므로 눈을 이와 같은 방식으로 협응하는 기법을 마스터함으로써 몸 전체의 움직임을 개선시킬 수 있다.

오른쪽으로 돌리고 왼쪽을 보기　　　　　ATM

앉아서 왼다리를 뒤로 굽히고 오른다리를 몸 가까이 당긴다. 몸통, 머리, 어깨를 편안한 범위 안에서 최대한 오른쪽을 돌린다. 몸 오른쪽, 뒤쪽 바닥에 오른손바닥을 놓고 그쪽으로 몸을 기댄다. 왼팔꿈치를 굽혀서 눈높이까지 들고 오른쪽으로 움직인다. 왼손을 본 다음 왼손의 왼쪽을 보면서 왼쪽 벽의 한 지점을 주시한다. 그러고 나서 다시 시선을 왼손으로 향한다. 이 동작을 25회 반복한다. 눈을 좌우로 움직일 때마다 왼쪽으로 더 멀리 보게 될 것이다.

한쪽 눈을 감고 같은 동작을 한다. 반대쪽 눈을 감고 똑같이 반복한다. 눈을 감고 동작을 할 때 머리는 움직이지 않게 한다. 눈을 모두 뜬 상태에서 다시 5회 반복한다. 머리 꼭대기가 위쪽으로 가볍게 당겨지는 상상을 하면서 동작하는 것을 잊지 말라. 모두 끝난 후엔 편안한 마음으로 오른쪽으로 몸을 돌려보면서 회전 범위가 더 넓어지고 편안해졌는지 확인한다.

왼쪽으로 돌리고 오른쪽을 보기   ATM

앉아서 오른다리를 뒤로 굽히고 왼다리를 몸 가까이 당긴다. 몸통, 머리, 어깨를 왼쪽으로 돌리면서 왼손이 놓인 방향으로 몸을 기댄다. 오른손을 눈높이로 들어 왼쪽을 향한다. 오른손의 오른쪽을 보고 돌아오는 동작을 여러 차례 반복한다. 한쪽 눈을 감고 하고 다음엔 반대쪽 눈을 감고 동작한다. 그런 다음 양쪽 눈을 모두 뜨고 5회 더 반복한다. 몸을 돌리는 동작이 이전에 비해 질적으로 어떻게 변했는지 관찰한다. 등을 바닥에 대고 누워 편히 쉰다.

견갑대를 우측으로 돌리기 ATM

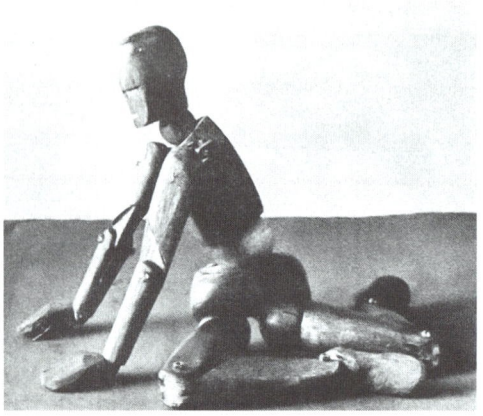

사진 14 다시 허리를 세우고 앉는다. 양어깨와 머리를 오른쪽으로 돌려서 양손을 바닥에 대고 몸을 그쪽으로 기울인다.

앉아서 왼다리를 뒤로 굽히고 오른다리를 몸쪽으로 당긴다. 몸통 전체를 오른쪽으로 돌린다. 먼저 오른손을 바닥에 대서 기대고 왼손도 바닥에 대서 기댄다. 양손이 바닥에 안착되게 하고 손 사이는 약간 벌린다. 머리를 들고 견갑대를 오른쪽으로 돌린다. 그러면 오른쪽 어깨가 오른쪽, 뒤쪽으로 이동하고 왼쪽 어깨는 오른쪽, 앞쪽으로 이동한다. 어깨 한쪽이 뒤로 움직이면 다른 쪽이 앞으로 이동하도록 방향 설정을 확실히 하고 압력이 양손에 골고루 분포되게 한다.

양쪽 어깨가 오른쪽으로 움직일 때 머리와 눈도 습관적으로 오른쪽으로 돌아간다. 그래서 어깨를 오른쪽으로 돌리면서 머리를 왼쪽으로 돌리고, 어깨를 왼쪽으로 돌리면서 머리를 오른쪽으로 돌려본다.

가슴과 호흡을 체크하면서 동작이 기분 좋게 느껴질 때까지 머리와 어깨를 반대로 계속 돌린다.

반대 동작에서 협응 동작으로 전환했다 되돌아오기

ATM

머리와 어깨를 반대로 돌리는 동작을 계속한다. 동작을 멈추지 말고 계속 하면서, 머리가 어깨를 따라 모두 오른쪽으로 갔다 왼쪽으로 돌아오는 동작으로 전환한다. 다시 같이 움직이는 동작을 멈추지 말고 계속 하면서, 머리와 어깨를 반대로 움직이는 동작으로 전환한다.

동작을 멈추고 몸을 회전시킬 수 있는 정도가 얼마나 개선되었는지, 그 느낌이 어떻게 바뀌었는지 확인한다. 등을 바닥에 대고 누워 등과 바닥이 닿는 느낌이 어떻게 변했는지 확인한다.

애써서 더 나은 결과가 나오는 것은 아니다

내 손인 저 인의 능력 한계에 도달하기고 애를 쓰면 쓸수록, 근육통과 긴절 문제에 시달리다 끝날 수 있다. 결과에만 경도된 채로 앞만 보고 나아가면, 단순히 습관화된 움직임패턴과 행동패턴을 깨트리는 것만으로도 얻을 수 있는 성취조차 얻지 못하게 된다. 이 책에서 제시하는 운동의 목적이 바로 습관화된 패턴을 깨트리는 것이다. 다양한 신체 부위의 움직임을 차별화해서 인지하는 법을 개발시키고, 이들 사이의 관계성을 증진시키면, 몸에 있는 불필요한 긴장(근육의 불수의적인 수축 정도를 담당하는 뇌 중추에 의해 유발되는 긴장)을 감소시키고 의식적 통제력을 실질적으로 증가시킬 수 있다.

때때로 여러분은 "하고 있다고 생각하는 것을 정말 하고 있는지" 반문하며 자신의 루틴에서 벗어나야 한다. 많은 이들이 그러한 생각에 속는다. 이유는 자신의 어깨가 바라는 대로 움직일거라 여기고 또 그렇게 하고 있다고 느끼기 때문이다. 사실 자신의 어깨가 정말 지면과 상대적으로 또 자신의 몸과 상대적으로 움직이는지 제대로 이해하고 있지 못하면서도 그래야만 한다고 기대하는 이들이 대부분이다.

근육을 활용해 애써서 무언가를 하려는 행위가 움직임으로 전환되어야 한다는 사실을 명심하라. 애씀이 움직임으로 온전히 전환되어야 신체의 기능과 구조가 동시에 진보한다. 애씀이 움직임으로 전환되지 않으면 단축과 경직이 야기되며, 결국 에너지 낭비가 일어나고, 에너지의 낭비는 신체 구조의 손상으로 이어진다.

몸을 오른쪽으로, 왼쪽으로 회전시킨 자세에서 머리를 좌우로 기울이기 ATM

자리에 앉아 왼다리를 뒤로 접고 오른다리는 몸쪽으로 가져온다. 몸통 전체를 오른쪽으로 돌리고 오른팔에 기댄다. 오른쪽으로 몸을 조금 더 비틀어 오른손을 좀 더 오른쪽으로 멀리 가져가면 몸통 회전에 걸리는 부하가 최소화된다. 왼손은 들어 머리 꼭대기에 놓는다. 이 손을 활용해 머리를 오른쪽 또는 왼쪽으로 기울이는 것을 돕는다. 즉 오른쪽 귀가 오른쪽 어깨에 다가간 다음에 왼쪽 귀가 왼쪽 어깨로 다가갈 수 있도록 가이드한다. 머리를 좌우로 굴곡하고 회전되지 않도록 주의한다. 이때 오른쪽 귀가 오른쪽 어깨에, 왼쪽 귀가 왼쪽 어깨에 다가가더라도 코는 처음 위치를 유지해야 한다.

이제 오른다리를 뒤로 접고 왼다리를 몸쪽으로 당긴다. 몸통은 왼쪽으로 회전시키고 왼팔에 몸을 기댄다. 오른손은 들어서 머리 꼭대기에 놓고 머리를 좌우로 굽히는 동작을 반복한다. 척추의 움직임을 가미하면 머리를 좀 더 좌우로 멀리 움직일 수 있다. 척추가 왼쪽으로 측굴할 때 머리는 오른쪽으로 이동하고, 반대도 마찬가지다.

앉은 자세에서 몸통 좌우로 흔들기   ATM

바닥에 앉아 양다리를 오른쪽으로 넘겨 굽힌다. 이 자세에서 몸통을 좌우로 가볍게 움직이며 조금씩 그 흔드는 범위를 증가시킨다. 양팔은 몸통 움직임에 따라서 움직이도록 내버려둔다. 이번 레슨을 시작할 때 서서 했던 동작과 정확히 일치한다. 몸을 좌우로 흔드는 동작이 쉽게 일어나도록 호흡은 자유롭게 풀어놓는다.

흔드는 동작을 몇 번 한 다음엔 머리와 눈을 몸통과 양팔의 움직임과는 반대로 향한다. 즉 몸통이 오른쪽으로 움직이면 머리와 눈은 왼쪽으로, 몸통이 왼쪽으로 움직이면 머리와 눈은 오른쪽으로 움직이게 한다. 동작을 멈추지 말고 다시 원래대로 머리가 몸통을 따라가게 하고, 그 동작을 몇 번 한 다음 다시 반대로 한다.

하나의 움직임에서 다른 움직임으로의 전환이 부드럽고 단순하게 느껴질 때까지 몸통과 머리를 같은 방향 또는 다른 방향으로 움직이는 동작을 반복한다. 각각을 약 25회 정도 반복한 다음엔 편히 쉰다.

허리를 세우고 앉아서, 레슨 초기에 비해 몸통을 좌우로 돌리는 범위가 얼마나 증가했는지, 움직임의 질감은 어떻게 변했는지 체크한다.

뒤꿈치를 번갈아 들면서 선 자세에서 몸통 흔들기 — ATM

똑바로 선다. 양발은 골반 넓이 정도로 벌리고 몸통과 팔을 좌우로 흔든다. 이때 머리는 몸의 움직임을 따른다. 몸이 오른쪽으로 이동하면 왼발 뒤꿈치가 들리고, 왼쪽으로 이동하면 오른발 뒤꿈치가 들리게 한다. 팔은 자유롭게 늘어뜨리고 몸을 좌우로 흔드는 동작을 20회에서 30회 정도 계속한다.

머리의 움직임이 부드럽고 편해지면 방향을 바꾼다. 몸통과 머리를 반대로 움직이는 것도 부드럽고 편해질 때까지 반복한다. 다시 방향을 바꾸어 머리와 어깨를 같은 방향으로 움직인다. 머리의 방향을 전환할 때 몸통의 움직임이 방해받지 않도록 한다.

여기저기 걸으며 변화를 관찰한다. 직립하는 느낌, 움직이고 호흡하는 느낌이 어떻게 변했는지 체크한다.

레슨 10. 눈의 움직임이 몸의 움직임을 구조화한다

LESSON 11
의식적으로 사용하는 부위를 통해 의식하지 못하는 부위 인지하기

BECOMING AWARE
OF PARTS OF WHICH
WE ARE NOT CONSCIOUS
WITH THE HELP
OF THOSE OF WHICH WE ARE
CONSCIOUS

때때로 여러분은 "하고 있다고 생각하는 것을 정말 하고 있는지" 반문하며 자신의 루틴에서 벗어나야 한다.

AWARENESS THROUGH MOVEMENT

우리가 온전히 인지하기도 하고 평상시 늘 사용하기 때문에 익숙한 신체 부위 또는 개성의 일부가 존재한다. 예를 들어 거의 대부분의 사람들은 머리 뒤쪽이나 액와보다 입술과 손가락을 보통 더 잘 인지한다. 인체의 모든 부위, 즉 모든 감각, 느낌, 사고 등이 모여서 자기이미지가 완성되고 독특해진다. 하지만 지금까지는 우리가 잘 인식하지 못하고 넘어가는 부위가 존재해서 이상적인 자기이미지를 성취하기가 어려웠다. 이번 레슨에서는 자신이 인식할 수 있는 신체 부위에 대한 감각과 인식하지 못하는 부위의 감각을 비교함으로써 자기이미지를 완성시키는 테크닉을 배우게 된다. 이러한 경험을 통해 여러분은 평상시에 활성화되어 있지 않은 부위와 의식적으로 사용하지 못하는 부위를 인지하게 될 것이다.

가상의 손가락으로 종아리 누르기　　ATM

배를 바닥에 대고 엎드린다. 양다리를 편하게 쭉 펴고, 척추를 중심으로 좌우 대칭적으로 양발을 벌린다. 양손을 겹쳐 바닥에 놓고 이마를 손 위에 올린다.

누군가 손가락으로 자신의 오른발 뒤꿈치를 누른 다음 종아리를 타고 올라가 무릎까지 간다고 상상한다. 그 압력에 의해 종아리뼈의 딱딱함이 느껴질 정도가 된다고 상상하고, 가상의 손가락이 다리를 훑고 올라갈 때 좌우로 미끄러지지 않게 한다. 그러면 뒤꿈치가 위쪽을 향하게 되면서 발과 발가락이 펴지게 된다.

가상의 공으로 엉덩이 위에서 굴리기　　ATM

이제 쇠로 된 가상의 공을 상상하고, 그 공을 뒤꿈치 중간에서 무릎까지 다리 뒤쪽을 타고 굴린다. 쇠공은 가상의 손가락으로 지나갔던 길, 바로 최소 저항의 길을 따라 좌우 어느 쪽으로도 치우치지 않고 위로 올라간다. 쇠공이 지나가는 모든 지점을, 한 곳도 지나치지 않고 마음 속으로 새길 수 있도록 한다.

가상의 손가락이 가했던 압력을 떠올린다. 그런 다음 쇠공이 지나가는 길이 명확하게 느껴지지 않는 지점이 발견될 때까지 쇠공을 굴리는 일을 계속한다. 이때 몸을 움직일 필요는 없다. 계속해서 쇠공을 굴려 무릎에서 허벅지를 지나 엉덩이의 큰 근육까지 올라간다고 상상한다.

무릎에서 시작해 올라갈 때는 허벅지뼈의 딱딱함이 느껴질 정도의 압력으로 지나가 엉덩이에 이른다. 엉덩이에 도달하면 어느 방향을 따라 쇠공을 굴릴지 헷갈릴 수 있다. 이때 다리를 들면 어디로 쇠공을 굴려야할지 파악할 수 있을 것이다. 계속 공을 굴려 다시 무릎을 지나 뒤꿈치로 내려오고, 다시 위로 굴려 엉덩이까지 굴리면서 지나는 모든 지점이 명확하게 와닿을 때까지 계속한다.

왼손등 위에 있는 쇠공　　ATM

왼팔을 앞쪽으로 펴고 팔꿈치는 편안하게 구부린다. 그런 다음 앞에서와 마찬가지로 무거운 쇠공이 왼손등 위에 올라가 있다고 상상한다.

쇠공이 떨어지지 않고 안착될 수 있는 지점을 찾는다. 손등에서 팔꿈치까지 쇠공을 굴리는 상상을 한다. 이때 견고하고 정확한 경로를 타고 손등에서 팔꿈치까지 공을 굴렸다 내려온다. 그런 다음 누군가 그 경로를 따라 손가락으로 누른다고 상상한다. 전체 경로가 명확하게 와닿을 때까지 계속한다.

팔꿈치에서 어깨까지도 같은 방식으로 시행하며 쇠공이 지나가는 경로와 손가락이 지나가는 경로를 명확하게 체크한다. 이제 천천히 왼손으로 되돌아온다. 그리고 손등에서 어깨와 견갑골까지 쇠공을 굴린다. 여기에서도 이전과 마찬가지로 마지막 경로, 즉 어깨와 견갑골 부위가 명확하지 않게 인식된다.

오른다리로 돌아오기 ATM

오른다리로 돌아온다. 오른발 뒤꿈치와 종아리를 조금 든다. 다리 뒤쪽에서 쇠공이 위로 굴러 올라갈 때 닿는 접촉점들을 상상한다. 쇠공이 무릎에서 허벅지로 천천히 굴러가게 한다. 쇠공이 엉덩이에 닿으면 굴러간 경로를 확인한다.

오른다리에서 공이 굴러갈 때 왼쪽 어깨 근육의 움직임을 체크한다.

오른쪽 허벅지에서 왼쪽 어깨로 갔다 돌아오기　ATM

　　쇠공이 오른쪽 무릎, 허벅지, 골반을 지나 왼쪽 견갑골까지 계속 굴러가는 모습을 상상한다. 쇠공이 허리에 도달하기 위해 골반을 지나고, 또 허리에서부터 척추를 따라 올라가 왼쪽 견갑골까지 갈 때, 골반의 정확한 기점을 찾는다.

　　왼쪽 견갑대를 가볍게 들어올려 쇠공이 같은 코스를 타고, 척추와 허리를 지나 골반, 다음으로 허벅지까지 되돌아오게 한다. 그렇게 하면서, 쇠공이 엉덩이를 가로질러 무릎, 뒤꿈치로 지나갈 때, 골반의 어느 지점을 지나는지 확인한다. 이렇게 쇠공이 지나는 경로가 명확하고, 정확하고, 연속적으로 이어지게 한다.

왼손등에서 오른쪽 뒤꿈치로 왔다 되돌아가기　ATM

　　왼손등으로 쇠공을 되돌린다. 그런 다음 왼손을 살짝 들면 공이 굴러 내려와 손목으로 이동한다. 여기서 손목을 더 들면 팔꿈치까지 이르고, 거기서 더 나아가면 견갑골까지 도달하게 된다. 공이 굴러갈 수 있도록 몸을 조절한다. 다시 말해 공이 있는 지점이 높고 지나갈 코스가 낮으면 공이 굴러간다.

또는 공이 나아갈 곳보다 현재 공이 위치한 지점이 살짝 높으면 된다.

견갑골에서 척추를 따라 굴러간 공이 오른쪽 엉덩이와 허벅지를 지나 뒤꿈치까지 나아간다.

오른발을 살짝 들어 공이 엉덩이 지나 척추를 따라 지나가게 한다. 이렇게 공을 계속 왼쪽 견갑골까지 굴린 다음 왼쪽 팔꿈치, 전완을 지나 손등까지 이르게 한다. 이렇게 하려면 왼팔을 펴서 공이 팔의 경로를 따라 굴러가다 팔꿈치에서 자유롭게 꺽이게 한다. 그래야 중간에 떨어지지 않는다.

왼팔을 들거나 오른다리를 드는 동작을 반복하면서 공이 전체 코스를 타고 완벽하게, 그리고 명확하게 오갈 수 있도록 한다. 속도는 일정하게 유지해 모든 순간 공이 어느 위치에 있는지 파악할 수 있게 한다.

쇠공을 홈을 따라 굴린다 — ATM

왼쪽 귀를 바닥에 대고, 왼쪽 팔꿈치는 가볍게 편다. 그런 다음 몸을 들어 올려 쇠공이 머리에서 뒤꿈치까지 굴러갔다 다시 되돌아오게 한다.

공이 지나가는 경로를 확인한다. 그 경로가 명확하게 와닿을 때까지 반복한다.

아치 자세에서 공을 굴린다

ATM

왼팔과 오른다리를 들어 몸 전체가 약간 아치 자세에서 균형을 이루게 한다. 이 동작을 할 때 몸에 긴장이 많이 생기게 하지는 않는다. 쇠공을 요추 만곡이 생긴 곳 위아래로로 빠르게, 하지만 가볍게 굴린다. 그렇게 하면 쇠공은 위쪽으로 올라가면서 왼팔쪽에 좀 더 가까워지고, 아래쪽으로 내려가 오른다리쪽에 가까워진다. 쇠공이 지나는 모든 지점을 명확히 인지하고, 공을 각각의 방향으로 굴릴 때 자신이 무슨 일을 하는지 정확히 체크한다.

공을 요추 만곡을 따라 계속 굴린다. 왼팔과 왼다리를 가볍게 들어올리는 동작을 할 때 왼쪽 귀는 바닥 방향을 향해 있어야 한다. 점점 쇠공이 움직이는 경로의 폭을 증가시키면 매번 움직일 때마다 더 먼 곳까지 도달해 결국 머리에서 뒤꿈치까지 반복하며 오가게 된다.

천천히 자리에서 일어나 방 안 곳곳을 걸어본다. 평소와 비교해 왼손과 오른다리에서, 공이 지나간 경로를 타고 어떠한 느낌 변화가 생겼는지 확인한다.

왼발 뒤꿈치에서 오른손으로 갔다 되돌아오기 ATM

다시 배를 바닥에 대고 엎드린다. 양다리는 펴서 벌리고 오른팔은 머리 위쪽으로 뻗는다. 오른쪽 귀는 바닥에 닿게 고개를 돌려놓는다. 가상의 쇠공을 왼발 뒤꿈치에 올린 후 무릎까지 굴렸다 다시 뒤꿈치로 가져온다. 그리고 다시 뒤꿈치에서부터 같은 경로를 타고 올라가 척추를 타고 오른쪽 견갑골까지 간 후, 오른쪽 견갑골에서 팔꿈치, 전완을 타고 손등까지 간다. 그리고 다시 왼발 뒤꿈치로 되돌아온다.

먼저 이전에 오른발 뒤꿈치에서 왼손까지 쇠공을 굴리며 했던 것에 비해, 왼발 뒤꿈치에서 오른손까지 쇠공을 굴리는 것이 서로 어떤 차이가 있는지 체크한다. 이전처럼 쇠공이 지나가는 경로를 상상한다. 어느 순간에 공이 어디에 있는지 명확하고 정확하게 인지할 수 있을 때까지 시행한다.

쇠공을 동일한 속도로 움직인다 ATM

쇠공이 지나가는 경로가 정말로 명확해지면, 팔과 다리가 절로 들리며 쇠공을 뒤꿈치와 손등으로 되돌리게 된다. 작고 느리게 그리고 매우 가볍게 손과 발의 움직임이 이루어지게 하라. 그렇지 않으면 쇠공이 자신의 경로를 벗어난다. 쇠공이 경로를 지나갈 때 일정한 속도로 움직일 수 있게 한다. 신체 각 부위가 서로 다른 순간에 활성화되면서도 쇠공을 계속 지정된 방향으로 움직일 수 있어야 한다. 여러분이 생각하고 있는 바로 그 지점으로 쇠공을 굴릴 수 있게 하라. 그렇지 않으면 쇠공이 어디로 굴러가는지 인지하지 못하게 될 것이다.

등허리의 잘록한 부위에 공을 놓고 손과 발을 오가게 하기 — ATM

공을 등허리의 잘록한 부위에 놓는다. 팔과 다리를 들어서 공을 팔과 다리 사이에서 오가도록 한다. 처음엔 움직임의 폭이 작게 하다 점차 오가는 폭을 넓힌다. 그러면 최종적으로 공이 손등에서 뒤꿈치까지 오가게 된다.

서서 조금 걸어본다. 마지막에 서서 걸었던 것에 비해 느낌 차이가 있는지 확인한다. 척추와 몸 안에서 어떤 변화가 있는지도 체크한다. 이전과 비교해 다르게 느껴지는 부위는 어디인가?

뒷목에서 꼬리뼈까지 공을 굴렸다 돌아오기   ATM

배를 깔고 엎드린다. 양다리와 양팔은 펴는데, 양손을 위로 뻗어 머리를 넘어가게 한다. 이번엔 코가 아닌 턱을 바닥에 댄다. 가상의 쇠공은 목 뒤쪽, 양어깨와 머리 사이에 놓는다. 머리를 조금 들면서 조금씩 공을 아래로 움직여 견갑골 사이까지 굴린다. 어깨, 가슴, 등을 잘 조절하면 공은 구르기 가장 좋은 길을 찾아 움직인다. 그 지점에서부터 느리게 아래쪽으로 계속 공을 굴려서 내린다. 그렇게 하려면 흉골을 들어야 한다. 흉골이 위로 올라가야 공이 흉추를 타고 내려와 골반에 도달하게 된다. 공이 내려가는 경로에서 옆으로 벗어나지 않도록 주의한다.

다시 공을 머리쪽으로 되돌린다. 엉덩이를 들어올리고 복부, 척추, 견갑골을 조절하면 공을 뒷목까지 올릴 수 있을 것이다. 이때 뒷목이 공이 굴러오는 지점보다 낮게 위치해야 한다. 양쪽 무릎은 계속 바닥에 닿아 있게 한다.

공을 골반까지 내린 다음 뒷목까지 되돌리는 동작을 반복하며, 각각의 움직임이 충분히 느리고 명확하게 시행되도록 한다. 또 머리가 측면으로 기울지 않게 주의한다.

양다리 들고 공 굴리기   ATM

양다리를 편다. 이번엔 양다리를 바닥에서 약간 들고 공을 머리에서 골반까지 굴렸다 되돌아오는 동작을 한다. 이때 양다리를 낮추지 않는다.

다리를 낮추고 이전과 마찬가지로 시행한다. 이 두 종류의 움직임 차이를 확인한다.

오른다리와 왼팔을 들고 공 굴리기   ATM

공을 등허리의 잘록한 부위로 되돌린다. 오른발과 왼손을 들고 공을 굴린다. 움직임은 가볍게 해서 손등까지 갔다 척추를 지나 뒤꿈치로 온다. 점차 움직임의 폭을 넓혀 결국엔 매끄러워지게 한다.

오른손과 왼다리를 들고 공 굴리기　　　ATM

오른손과 왼다리를 들고 앞에서 했던 과정을 그대로 시행한다. 주로 자신이 원하는 곳으로 공을 보낼 수 있는지, 그 공의 경로를 결정할 수 있는지에 초점을 맞춘다.

공을 골반 중앙으로 돌린다. 그러고 나서 공을 뒷목으로 굴렸다 다시 골반으로 되돌린다.

상상력 테스트　　　ATM

등을 바닥에 대고 눕는다. 양팔은 몸 옆에서 뻗고, 양발은 편다. 앞에서 우리는 몸 뒤쪽에서 공을 굴리면서 뒤쪽의 인지를 높였다. 이와 마찬가지 감각을 몸 앞쪽에서도 느낄 수 있도록 공을 굴린다면 어떤 움직임패턴을 써야 할지 상상해본다.

LESSON 12

생각과 호흡
THINKING AND BREATHING

호흡 시스템을 이루는 대부분의 근육들은 경추, 요추와 연결되어 있다. 그래서 호흡은 척추의 구조적 안정성에 영향을 미친다. 반대로 척추의 위치가 호흡 상태와 속도에 영향을 미친다. 그러므로 좋은 호흡은 좋은 자세를 반영하고, 좋은 자세는 좋은 호흡을 이끈다.

자신을 발전시키기 위한 도구로써 호흡을 그 핵심으로 하는 기법들이 존재한다. 인간은 주저하거나 무언가에 흥미를 둘 때, 놀라고 두려워하고 의심할 때, 그리고 애를 쓰거나 무언가를 하기 위해 노력할 때 호흡이 변한다. 호흡은 다양한 요인에 영향을 받는다. 그래서 어떤 때는 호흡을 완전히 멈추며 얼마간 참기도 하고, 또 어떤 때는 "전혀 공기를 흡입하지 못하는" 것처럼 느껴질 정도로 얕고 빠른 호흡을 하기도 한다.

충만하고 규칙적인 호흡을 하면 대부분 활력이 증가한 느낌을 받는다. 하지만 사람마다 신체 구조와 신경계 상태가 달라서 많은 이들이 그렇게 활력 가득한 호흡이 무엇이지조차 모르고 살아간다.

이번 레슨에서는 자신의 습관으로 삼을 만한 호흡법을 하나 익혀 전반적인 신체 능력을 개선시키는 법에 대해 배우게 될 것이다.

많은 산소를 흡수할수록 활력이 더 증가한다

살아있는 세포는 모두 산소를 흡수하고 다시 이산화탄소 형태로 배출한다. 그렇기 때문에 인간 뇌에 있는 세포에 10초 정도만 산소 공급이 중단되어도 죽거나 심각한 문제 상황에 이를 수 있다.

건강한 폐는 1갤런(옮긴이 - gallon, 약 3.785리터) 이상의 공기를 수용할 수 있다. 하지만 의식적인 노력을 다한다 해도 모든 공기를 내보내진 못한다. 평균적으로 급하게 움직이거나 격한 신체 노동을 한 경우가 아니면 자신의 호흡 기능을 온전히 활용하는 사람은 드물다. 보통 사람은 들이쉬고 내쉴 때마다 1파인트(옮긴이 - pint, 1갤런의 8분의 1, 미국에서는 약 0.473리터, 영국에서는 약 0.568리터) 정도의 공기만 활용한다. 이 정도의 부분 호흡만으로도 평상시 안정된 생활을 하는데 큰 불편함이 없다. 보통 1쿼트(옮긴이 - quart, 영국, 캐나다에서는 2파인트 또는 약 1.14리터, 미국에서는 0.94리터) 정도까지 호흡시 사용되는 공기의 양이 쉽게 증가한다. 이때엔 산화 과정이 촉진되고 일반적인 물질대사 정도가 높아진다.

호흡 속도를 높인다고 해서 원하는 호흡 개선이 이루어지는 것은 아니다. 빠르게 호흡하면 공기가 폐에 도달하기 위해 필요한 시간을 충분히 확보하지 못하기 때문이다. 호흡을 개선시키는 최선의 방법은 호흡에 관여하는 전체 구조를 활용하는 것이다. 그렇게 하면, 비록 부분적인 활용에 그칠지라도, 평상시 안정된 상태에서 하던 부진한 호흡, 즉 생존을 위한 최소한의 호흡 그 이상을 할 수 있게 될 것이다.

폐의 구조

폐는 두 개가 있다. 하나는 좌폐이고 다른 하나는 우폐이다. 우폐는 좌폐보다 훨씬 크며 더 길고 넓다. 심장과 흉강을 공유해야 하고 위가 또 흉강의 많은 부분을 점유하기 때문에 좌폐가 차지하는 공간이 작을 수밖에 없다. 좌우폐의 크기 차이가 다르기 때문에 기관지도 우폐로는 세 가닥, 좌폐로는 두 가닥의 분지가 뻗어나간다.

폐 아래엔 돔형의 근육 구조물이 존재한다. 이를 횡격막이라 한다. 횡격막은 두 개의 강력한 근육에 의해 요추 3, 4번과 연결된다(폐 자체에는 근육이 없다. 인간은 호흡할 때 가슴 위쪽에 있는 근육, 뒷목과 연결된 근육, 늑골 사이 근육, 그리고 횡격막 근육을 사용한다).

폐는 고체보다는 점성을 지닌 액체에 가깝기 때문에 빈 공간을 채우며 확장된다. 폐는 질긴 막으로 둘러싸여 있고, 이 막은 흉강의 내벽과 이어진다. 그래서 숨을 들이쉬고 내쉴 때 흉곽의 움직임에 의해 폐의 체적이 변한다.

호흡 시스템

인간의 호흡 시스템은 복잡하다. 그래서 잘 때, 달릴 때, 노래하거나 수

영할 때 다른 방식으로 호흡한다. 모든 형태의 호흡에 있어 공통된 점은 바로 들숨에서 공기가 폐로 들어오고, 날숨에서 공기가 폐에서 나간다는 사실이다. 호흡 시스템 전체가 지닌 구조로 인해 들숨에 폐의 체적이 증가하고 날숨에 체적이 줄어들게 된다.

가슴 앞쪽, 뒤쪽, 또는 좌우 측면의 움직임 그리고 횡격막의 상하운동에 의해 이 체적이 증가한다. 보통은 호흡 시스템 전체가 아닌 일부만이 사용된다. 그런데 빨리 달리거나 오래 달린 후엔 호흡 속도가 높아지며 호흡 시스템을 구성하는 모든 요소가 동시에 활용된다.

횡격막

횡격막 근육이 수축할 때, 횡격막은 요추 방향으로 당겨지며 돔형 만곡이 줄어든다. 이때 폐의 엽들도 아래로 당겨지면서 그 체적이 증가하고 밖의 공기가 안으로 들어온다. 횡격막 근육이 이완되면 늘어났던 조직이 탄성에 의해 원래대로 돌아가며 폐 안에서 공기가 나간다. 늑골과 가슴 주변 근육도 이러한 호흡 운동에 중요한 역할을 한다. 날숨에 횡격막의 돔형 만곡이 증가하고, 들숨에 횡격막이 아래로 당겨지며 돔형 만곡은 감소한다.

가슴

들숨에 흉골은 앞쪽, 위쪽으로 움직인다. 늑골 또한 흉골과 비슷하게 앞쪽, 위쪽으로 움직인다. 가슴 위쪽에서 호흡 운동에 영향을 주는 근육은 경추를 앞으로 당기는 역할도 한다. 늑골 아랫단, 흉골에 연결되어 있지 않아서 부유골이라 불리는 늑골 11, 12번은 쇄골 아래에 위치한 상부 늑골보다 폐의 체적에 더 큰 영향을 준다. 가슴 위쪽에서 폐는 좁고 평평하며 늑골의 움직임은 제한된다. 그래서 이 부위에 있는 큰 근육들이 수축해도 폐의 체적을 증가시키는데 큰 역할을 하지 못한다. 반면 부유골의 움직임은 이에 비해 훨씬 자유롭다. 그래서 근육 수축이 조금만 일어나도 상대적으로 더 멀리 움직여 폐를 더 넓게 확장시킨다.

정상호흡과 역행호흡 상태에서 가슴과 횡격막의 협응

가슴이 넓어지면 공기가 들어오고 횡격막은 내려가 평평해진다. 이로 인해 폐의 체적은 증가한다. 날숨 때 가슴은 수축하고 횡격막은 다시 원래의 돔형 만곡으로 돌아간다. 그런데 이러한 정상호흡 normal breathing 과 정반대로 횡격막이 움직이며 진행되는 호흡이 있는데 이를 역행호흡 paradoxical breathing 이라 한다. 항상 역행호흡을 하는 사람들도 있으며, 으르렁거리거나 울부짖는 동물들도 대부분 역행호흡을 한다. 이 호흡에서는 날숨에 큰 소리를 내기 위해 복부의 체적이 증가한다. 극동에 사는 사람들 중엔 관습적으로 역행호흡을 계발시키는 이들도 있는데, 이유는 이러한 호흡을 통해 정상 호흡을 할 때보다 더 쉽게 팔다리를 통제하거나 기립자세를 견고하게 유지할 수 있다고 여기기 때문이다.

사실 우리도 부지불식간에 갑작스러운 상황에서 역행호흡을 하곤 한다. 그러므로 이 호흡이 어떤 것인지 어느 정도 이해할 필요가 있다.

폐는 수동적인 기관이다

가슴이 확장되면 폐를 둘러싼 막이 폐를 바깥으로 당기고 그 힘에 의해 공기가 폐로 들어오면, 폐는 흉강의 벽쪽으로 납작하게 붙는다. 반대로 가슴을 확장시켰던 근육들이 이완되면 공기가 밖으로 나가는데, 이 과정은 폐의 무게와 결합조직의 탄성에 의해 도움을 받는다. 공기가 나가면 폐는 흉강의 내벽에서 물러나 다시 원래대로 줄어든다. 물론 폐 안의 공기를 강압적으로 내보내 폐의 체적을 줄일 수도 있다.

호흡과 자세

공기는 코와 입으로 들어와 기관과 기관지를 거쳐 폐로 들어간 다음 다시 제대로 밖으로 나와야 한다. 그래야 항상, 어떤 상황에서도, 인체에 산소 공급이 충분히 이루어진다. 그런데 이런 호흡 과정이 내적으로 치명적인 방해를 받으면 몇 초 이상 생존하기 어려워질 수도 있다. 물론 숨을 몇 분 정도 참는 사람도 존재한다. 호흡 시스템을 이루는 대부분의 근육들은 경추, 요추와 연결되어 있다. 그래서 호흡은 척추의 구조적 안정성에 영향을 미친다. 반대로 척추의 위치가 호흡 상태와 속도에 영향을 미친다. 그러므로 좋은 호흡은 좋은 자세를 반영하고, 좋은 자세는 좋은 호흡을 이끈다.

오른쪽 어깨 부위로 호흡하기 · ATM

등을 바닥에 대고 눕는다. 무릎을 당겨 세우고 양발은 바닥에 댄다. 눈은 감고 앞에서 설명했던 폐와 횡격막의 움직임을 떠올린다. 호흡을 천천히, 작고 짧게 해서 숨을 들이쉬고 내쉴 때마다 가슴과 복부가 여러 번 움직이게 한다. 마음 속으로 흉곽의 구조를 떠올리며 관찰하고, 마음의 눈으로 오른쪽 어깨의 움직임을 그린다. 오른쪽 쇄골과 견갑골 사이에 오른쪽 어깨가 존재하며 공기가 들어올 때마다 이 부위가 밖에서 당겨지게 된다. 공기가 들어올 때만 이 부위를 떠올리고 나갈 때는 상상 속에서 지운다. 몸의 중심부, 대략 흉골과 바닥의 중간 부위에서 기관지가 오른쪽으로 3개의 분지, 왼쪽으로 2개의 분지로 갈라진다. 이렇게 분지가 갈라지는 지점에 공기가 들어오면, 흉곽이 폐를 당기는 힘에 의해 폐가 확장된다. 들숨에 의해 순식간에 여러 방향으로 폐가 확장하며 공기가 오른쪽 어깨, 오른쪽 쇄골과 오른쪽 견갑골 사이(귀 방향), 액와 아래, 바닥에 닿아 있는 견갑골, 그리고 가슴 앞쪽으로 퍼져나간다고 상상한다.

시간을 들여 매우 세밀하게 오른쪽 어깨 부위로 퍼져나가는 공기를 상상한다. 상상하는 동안 호흡을 여러 번 해야 할지도 모른다. 오른쪽 어깨 주변 근육이 당기는 동작이 이 호흡 움직임에 관여하는지 체크한다.

오른쪽 상부 기관지로 가는 공기의 경로   ATM

이제 코로 들어온 공기가 입천장 뒤를 지나 기관까지 가는 경로를 상상하라. 숨을 들이쉴 때만 이 경로를 떠올리고, 공기가 지나는 모든 곳이 익숙하게 인지될 때까지 계속 호흡한다. 이 첫 번째 영역이 명확하게 인지되면, 이제 그곳에서부터 오른쪽 상부 기관지로 공기를 보낸다. 다시 코로 돌아온다. 이 부분도 명확해지면, 입천장을 거쳐 기관으로 내려간 다음 기관 주변 공간으로 간다. 공기가 차오른 폐가 흉벽으로 확장되면, 공기는 위쪽, 아래로 바닥쪽, 어깨와 액와쪽으로 힘을 받고 나아간다.

오른쪽 하부 기관지로 가는 공기의 경로   ATM

이제 코로 들어온 공기가 입천장을 지나 기관까지 가고, 거기서 세 번째, 즉 하부 기관지로 가는 경로를 상상한다. 우측 폐의 하엽은 간과 경계를 이룬다. 매번 숨을 들이쉴 때만 이 경로를 떠올린다.

경로를 관찰하면서 세 번째 하부 기관지 주변 공간을 머릿속에 그리고, 거기에서부터 공기가 아래로는 간 주변을 압박해 엉덩이 방향으로 나아간다. 하엽의 앞쪽, 뒤쪽, 다리쪽과 좌우 측면으로도 펴져 나간다고 상상한다.

두 개의 우측 기관지 ATM

이제 숨을 들이쉴 때마다 코를 통해 들어온 공기가 입천장을 지나 기관에 이르고, 여기서 상부와 하부 기관지로 들어간다고 상상한다. 폐의 오른쪽에 있는 상하 두 개의 폐엽이 팽창한다고 상상하라. 상엽이 위쪽으로 팽창될 때 하엽도 동시에 팽창한다. 그러면 오른쪽 폐엽 전체가 늘어나서 골반과 액와 사이 거리가 길어진다.

숨을 들이쉴 때마다 공기가 우폐의 위쪽 공간과 바닥쪽 공간을 어떻게 채우는지, 우폐엽이 횡격막에 의해 어떻게 늘어나는지 상상하라. 이렇게 할 때 요추에서는 어떤 느낌이 나는지도 확인한다. 횡격막의 두 근육이 폐를 아래로 당기면 요추 3, 4번이 바닥에서 들리게 된다.

우측 중부 기관지 ATM

이제 우측 중부 기관지를 상상하라. 코를 통해 들어온 공기가 입천장을 지나 기관에 이르는 모든 경로를 떠올린다. 오른쪽 상하 폐엽이 위아래로 당겨지면 중부 폐엽도 마찬가지로 당겨지게 된다. 상하 폐엽의 팽창에 더하여 중엽은 앞뒤로도 넓어진다. 즉 몸 앞쪽과 바닥 사이에서 두꺼워진다. 폐의 내부를 떠올려보라. 그리고 흉곽이 어떻게 모든 방향에서 폐를 "빨아들이는지" 확인한다.

전체 과정을 반복하라   ATM

들숨에만 공기가 들어오며 호흡 경로를 지난다고 상상하는 반쪽 사이클 호흡을 하며, 지금까지 했던 모든 것들을 처음부터 끝까지 반복한다. 우폐 전체로 공기가 들어와 우폐엽이 팽창하고 넓어지는 것을 상상한다. 공기가 지나는 전체 경로가 명확해지는 느낌이 나는지 체크하고 전혀 그런 느낌이 나지 않는 부위도 확인한다. 전체 과정이 연속적이며 완전히 익숙한 느낌이 날 때까지 반복한다. 그 다음엔 숨을 내쉴 때 우폐가 쭈그러드는 상상을 한다. 공기가 상엽, 즉 어깨 위쪽, 견갑골과 가슴 부위에서 빠져나가 기관지 거쳐 기관으로, 다시 입천장을 거쳐 코로 빠져나간다. 스펀지에서 물이 빠져나가듯, 숨을 내쉴 때 폐에서 짜여진 공기가 밖으로 나간다고 상상한다.

하부와 중부 폐엽에서 공기 내보내기   ATM

우폐의 중부와 하부에서도 똑같이 시행한다. 횡격막과 늑골, 바닥 방향과 흉골에서부터 폐가 떨어져나오며 공기가 힘차게 밖으로 나가는 모습을 상상하면서 숨을 내쉰다. 평상시처럼 느릿하게 호흡하면 공기가 들어와 우측 폐가 늘어나고, 공기가 나가며 수축하는 것을 인지할 수 있다. 이제 일어나서 몸의 우측과 좌측에서 어떤 느낌 변화가 있는지 관찰한다.

우폐가 미끄러지도록 허용하기   ATM

다리를 교차해서 바닥에 앉는다. 눈은 감고 머리는 앞으로 숙인다. 양손은 깍지를 껴 머리 뒤쪽을 잡고 팔꿈치를 느슨하게 늘어뜨려 양쪽 무릎 사이를 향하도록 한다. 이렇게 몸을 굽히는 게 어려운 사람은 척추의 어느 지점에서 유연성이 떨어져 있다는 사실도 인지할 수 있을 것이다. 그러면 폐의 움직임도 떨어지고 호흡도 잘 안된다. 동작하기 어려우면 상상하기도 어렵다. 이제 앉은 자세에서 코를 통해 들어온 공기가 입천장을 지나 기관으로 가는 모습을 다시 떠올린다. 우폐가 위쪽으로는 견갑골쪽으로, 아래로는 간쪽으로 늘어난다고 상상하라. 공기는 중부 기관지로도 들어간다. 이렇게 상체를 숙이고 앉은 자세에서 호흡할 때 흉곽 내부 전체에서 폐가 미끄러지는 느낌을 감지할 수 있는지 확인하라. 또 어느 부위에서 폐가 자유롭게 미끄러지지 않는 것처럼 느껴지는도 체크한다. 그러한 부위를 찾게 되면 상상하는 것도 쉽게 이루어지고, 머리도 좀 더 앞으로 쉽게 굴곡하게 된다.

일어나서 여기저기 걸으면서 몸 우측과 좌측에서 눈에 띄게 변한 것이 있는지 체크한다.

◇◇◇◇◇

공기가 기관을 거쳐 기관지로 지나가는 움직임이 오른쪽에서만 일어난다고 상상하는 것이 쉽지는 않을 것이다. 그래도 몇 분간 호흡을 들이쉬고 내쉬며 수련을 한 후엔 우측의 근육에 뭔가 변화가 있으며, 그쪽의 호흡 또한 달라졌다는 생각이 들 수도 있다. 어떻든지 간에, 우측의 가슴과 횡격막 근육이 작동하면 호흡을 하는 동안 좌측에서도 똑같은 일이 일어난다. 다시 말해, 좌측의 보조없이 우측의 근육만 움직이게 하는 것은 매우 어렵다는 뜻이다. 그럼에도 불구하고 우측이 좌측에 비해 더욱 크게 변한 것처럼 느껴지는 이유는, 다름 아니라 인지를 우측에 두고 관찰하며 호흡을 했기 때문이고, 그로 인해 우측의 공간 지각뿐 아니라 근육의 구조와 기능에도 영향이 갔다고 볼 수 있다.

사실 이러한 변하는 근육 그 자체에서 일어나는 것이 아니라 신경계의 상부에서 비롯된다. 신경계 상부에서 일어난 변화가 우측 전체에 영향을 미친 것이다. 그러므로 동작이 끝난 이후엔 얼굴에서도 변화가 일어난 것을 관찰할 수 있고, 오른쪽 팔과 다리가 좀 더 길어지고 가벼워진 느낌까지 받을 수 있다. 거울을 보면 그러한 느낌이 단지 상상이 아니라는 것을 확인할 수 있다. 오른쪽 눈이 정말 더 커져 있고, 오른쪽 얼굴의 주름이 왼쪽에 비해 확연히 줄어든 것도 관찰할 수 있을 것이다.

왼쪽에서도 같은 요령으로 시행한다 — ATM

다리를 교차해 바닥에 앉는다. 이번엔 호흡을 하며 좌폐가 늘어나는 모습을 상상한다. 숨을 들이쉴 때마다 머리가 조금씩 들리기 시작한다. 숨을 들이쉴 때 공기가 머리 움직임에 맞춰 척추 전체를 통해 퍼져나간다고 상상한다. 척추가 경직된 부위, 가슴이 잘 안 움직이는 부위, 그리고 폐가 충분히 확장되지 않는 부위가 있으면, 폐가 흉곽 안에서 제대로 미끄러지지 않는다. 폐가 매끄럽게 미끄러지는 느낌이 날 때까지 계속 반복한다. 횡격막이 요추를 당기는 움직임도 분별할 수 있는지 확인한다.

자리에서 일어나 이리저리 움직인다. 의식적으로 호흡을 여러 번 한 후에 어떤 느낌 변화가 생겼는지 체크한다.

머리를 우측으로 기울인 자세에서 좌폐로 호흡하기   ATM

다시 바닥에 앉는다. 오른다리를 꺾어 우측 뒤로 보내고 왼다리는 몸쪽으로 가져온다. 몸은 바닥에 놓인 왼손 방향으로 기울이고 머리는 오른쪽으로 기울인다. 그러면 오른쪽 귀가 오른쪽 어깨로 가까워진다. 이 자세를 유지하고 왼쪽 폐를 공기로 채운다. 숨을 들이쉴 때 몸의 좌측이 늘어나 왼쪽 어깨가 위쪽의 귀 방향으로 움직이고, 동시에 흉곽 하부도 아래쪽으로 늘어난다. 이러한 방식으로 폐가 위아래로 확장되어 미끄러지면서 좌측 흉곽의 전체 공간을 채운다고 상상한다. 숨을 내쉬면 전체 흉곽 안에서 폐가 쭈그러든다. 숨이 나가면서 머리는 더이상 오른쪽 어깨 쪽으로 기울어진 상태를 유지하지 못하고 바로 설 것이다. 머리를 크게 굽히지 못하는 사람은 흉곽의 유연성이 떨어져 있기 때문이다. 이 경우 흉곽 주변의 근육이 지나치게 긴장되어 있을 수 있다. 가슴의 어느 부위라도 유연성이 떨어져 있다면 호흡이 불완전하게 일어난다.

우폐로 호흡하기 ATM

자리에 앉은 다음 이전과 마찬가지로 호흡한다. 숨을 들이쉴 때 우폐가 늘어나며, 내쉴 때 흉곽 내벽에서 다시 쭈그러드는 상상을 한다. 마치 흉곽 내벽에서 안쪽으로 당겨진 폐가 물러나는 느낌이다. 우측에서 일어나는 변화를 체크한다. 숨을 들이쉬며 몸 우측이 늘어날 때 머리와 몸통 전체는 왼쪽으로 기울고, 숨을 내쉴 때 중간 자세로 되돌아온다.

서서 몸에서 생긴 느낌 변화를 체크한다.

저자 후기

　자연 서식지에 사는 동물들의 행동에 대한 최신 연구에 따르면, 동물이 살아가는 사회 구조가 수학과 음악 같은 것을 제외하곤 인간이 만든 사회와 유사하다는 증거가 많이 발견되고 있다. 주거지나 영역에 대한 특수한 연계성, 군락과 집단에 대한 충성심, 이웃 종족에 대한 호전성, 종족 내부의 고정된 위계질서같은 요소는 인간과 동물 집단 모두에게 공통되어 있다. 따라서 영토 전쟁을 벌이거나 권력 투쟁과 자리싸움을 하는 일이 단지 인간만의 발명품은 아니다. 인간은 자신을 발전시켜 나가는 과정에서 공격 충동이라는 장애물을 마주한다. 하지만 평화를 추구하고 참된 형제애를 바라는 오직 소수의 예외적인 인간만이 자신의 열망을 억누르지 않고도 인지를 온전히 함으로써 진정한 발전에 이르렀다.

인간이 동물적 본능을 대물림 받았듯, 인지 또한 유전적으로 물려받았다면, 단지 우리 안의 동물적 본성을 억누르는 방식보다는 인지를 추구하는 방식이 훨씬 나은 선택이다. 인지는 인간 발전의 최종 단계이기 때문에, 인지가 온전해지면 인간의 활동 또한 조화롭게 "통제"해 나갈 수 있다. 강인한 인간은 열망도 강하며, 그 능력과 생명력 또한 같은 크기를 지닌다. 그러므로 이렇게 열망 있는 사람의 총체적인 가능성을 감소시키면, 그가 지닌 발전의 주동자 prime movers, 즉 인지 또한 억압될 수밖에 없다. 그러므로 인지를 발전시키는 것이 본능적 충동을 극복하는데 있어 더 나은 접근법이며, 인지가 좀 더 온전해질수록 최고의 인지 상태에서 자신의 열망을 충족시킬 수 있다. 그러면 그가 하는 모든 행동이 좀 더 인간답게 변할 것이다.

현대를 살아가는 젊은 세대들은 도덕, 성, 그리고 미적 추구 영역에 있어 선조들의 보수적 태도를 벗어났다. 그리고 오직 과학과 물질적인 생산품을 만들어내는 몇몇 영역에서만 선조들의 자취를 별다른 거부감 없이 받아들일 뿐이다. 젊은 세대들은 이렇게 잘 닦인 두 영역을 기반으로 살아간다. 하지만 다른 대부분의 영역에서 혁명 가능성과 단순한 혼동 사이를 배회한다.

그렇기 때문에 인지를 높이는 일은 이들이 혼동의 영역을 벗어나 자신의 길을 찾고, 좀 더 창조적일 일에 에너지를 자유롭게 쏟는 데 있어 큰 힘이 될 것이다.

역자 후기

큰 숙제 하나가 끝난 느낌입니다.

『펠덴크라이스의 ATM』은 2012년 『소마틱스』를 번역하기 전부터 늘 지니고 있던 책이었습니다. 마치 무림의 비급처럼 손 닿는 곳에 있던 세 권의 책 중 하나였죠. 개인적으로는 『롤핑Rolfing』, 『소마틱스Somatics』, 『ATM』, 이 세 권의 책을 20세기 바디워크&소마틱스 분야 최고의 고전이라고 생각합니다.

토마스 한나와 함께 펠덴크라이스는 저의 소마틱스 여정에 있어 큰 지표였습니다. 토마스 한나의 책을 먼저 번역한 이유는 그게 당시의 저에겐 더 쉽게 다가왔기 때문입니다. 철학자답게 한나의 논리는 쉬운 곳에서 보편적인 방향으로 평이하지만 도도하게 나아갑니다. 하지만 펠덴크라이스는 첫 문장부터 인간 존재 전체를 다룹니다. 서문에 있는 "We act in accordance with our self-image." 이 첫 문장을 이해하는데 꽤 오랜 시간이 걸린 것 같네요. 자기이미지(self-image)라는 단어에 담긴 뜻을 제대로 이해하기 위해 2012년부터 2020년까지 9년 간 총 8권의 소마틱스 분야 책을 번역하고 수십 권을 독파했으니, 적어도 펠덴크라이스를 제대로 "알현"하기 위해 충분한 준비는 했다고 자부합니다.

이 책의 저자 이름은 "모세 펠덴크라이스(Moshe Feldenkrais, 1904~1984)"로 통일합니다. 국내에선 "휄든크라이스", "펠든크라이스", "휄덴크라이스"로 같은 단체 내에서도 다양하게 이름을 쓰고 있더군요. "모세"도 "모쉐", "모셰" 등으로 사용하고 있고요. 구글 번역에서는 모셰 휄든크라이스를, 국내에 번역되어 출간된 『스스로 치유하는 뇌』(동아시아 출판사, 2018년)라는 책에서는 모세 펠덴크라이스라는 이름을 씁니다.

원래 외국인 이름을 한국어로 번역하는 데엔 한계가 있습니다. 그래서 여러 가지 방식 중 선택하지만, 저는 보통 "국립 국어원"이나 "네이버 백과사전"을 기준으로 삼습니다. 또는 기존에 출간된 책에서 이미 쓴 이름은 그대로 쓰려고 노력합니다. 발음에 따라 이름을 표기하는 방식을 쓸 때도 있지만, 이 경우 앞의 기준 자료에서 예시를 찾기 힘든 경우에 한합니다. 발음 그대로 번역하는 방식보다는 외래어 표기법 원칙을 우선으로 하거든요. 다행히도 "모세 펠덴크라이스"는 네이버 백과사전에 등재되어 있고, 기존에 출간된 책 중 제가 확보 가능한 책에서 그대로 쓰고 있는 이름이라 딱히 고민할 게 없었습니다.

사실 소마틱스(somatics)라는 용어를 번역할 때도, "소매틱스", "소매릭스"라는 원 발음에 가까운 형태로 번역할까 했지만, "소마에 대한 학문"이라는 의미도 제대로 반영하는 용어가 아니라 여겨서 "소마틱스"로 번역을 했습니다. 현재는 소마틱스가 네이버 공식 용어가 되었습니다. 물론 소매틱스란 용어를 쓰는 이들도 있지만, 취향 존중입니다(『소마틱스』를 번역할 당시엔 소마틱스란 용어가 네이버에 등재되어 있지 않았습니다).

영어 발음은 복잡한 면이 있습니다. 같은 단어도 영국 영어냐 미국 영어냐 또는 인도, 필리핀, 호주에서 사용되는 영어냐에 따라 조금씩 다르게 발음되기 때문입니다. 예를 들어, Body를 영국에서는 "보디"에 가깝게 발음하고, 미국에서는 "바디"에 가깝게 발음합니다. 원래 발음은 "보리", "바리"에 더 가까울 수 있죠. 그렇다고 Bodywork를 "보리웍"으로 번역하진 않습니다. 한국에서는 "바디워크"가 외래어 표기법에 맞습니다. 물론 굳이 "바리웍", "보리웍", "바디웍"으로 표기하시는 분들의 취향 또한 존중합니다.

펠덴크라이스가 이 책 안에서 제공하는 목각인형 사진은 사진 1에서 사진 14까지 총 14개가 있습니다. 사진의 화질이 별로 좋지 않고, 사진 모습과 동작 설명이 정확히 일치하지 않는 부분도 있지만, 번역된 문장을 읽으며 목각인형을 확인하시면 별 무리 없이 동작을 이해하실 수 있습니다. 원래 원서에서는 책 중간에 사진 14개를 한데 모아놨는데, 각 챕터에 따라 동작 설명과 매치되는 사진은 설명문 근처에 따로 삽입하여 보기 편하게 했습니다.

이 책은 초판이 1972년에 발행되었습니다. 펠덴크라이스 생전에 새로운 개정본이 나오지 않았기 때문에 책에 나온 사진 또한 초판이 발행될 당시에 찍은, 화질이 너무 안 좋은 모습 그대로입니다. 설상가상으로 원서가 발행된 출판사에서 사진 원본을 제공받지도 못했습니다. 중간에 분실된 게 분명합니다. 50년 전에 찍은 사진이니 원본을 받아도 별 의미가 없습니다. 그래서 새로 목각인형을 구입해 찍거나 사람 모델을 써서 화질 좋은 사진을 넣을까 생각했지만, 원본의 느낌을 최대한 살리기 위해 책에 나온 목각인형을 그대로 스캔해서 넣었습니다. 1980년 영국에서 출간된 판본에는 목각인형 모습을 펜화로 그린 그림이 들어가 있어 좀 더 동작을 확인하기 편합니다. 관심 있으신 분은 구글에서 검색하시면 pdf 파일로 다운로드 받으실 수 있습니다. 하지만 책 안의 사진을 보고 이 책을 구매하실 분은 아마 없으리라 생각합니다. 생각해보니 정말 반백 년 전에 제작된 책이 아직까지도 아마존에서 소마틱스 분야 베스트셀러로 팔리고 있다는 게 대단하게 다가옵니다. 그만큼 펠덴크라이스의 통찰이 가득 들어 있는 소마틱스 클래식이라 할 수 있습니다.

번역 과정에서 생기는 용어 선택과 관련된 내용은 워낙 중층적인 부분이 많아 일일이 언급하진 않겠습니다. 번역은 직역과 의역 사이의 균형을 얼마나 잘 유지하느냐의 싸움입니다. 영어 원서를 한국어로 번역함에 있어 제가 중요하게 여기는 제 1원칙은 "가독성"입니다. 적어도 "읽히는 책"이 되게 하려고 노력했지만 이해가 부족해서 원저자의 의도를 제대로 전달하지 못한 부분, 오탈자나 띄어쓰기, 맞춤법 등의 문제가 발견되면 claozi13@naver.com 으로 보내주시면 감사하겠습니다.

번역의 결과는 독자가 판단합니다. 이제 이 책을 세간에 출판물로 내보내며 펠덴크라이스에게 지니고 있던 고마운 마음의 짐도 함께 내려놓습니다. 원서에는 없지만 펠덴크라이스의 일대기를 위키피디아와 몇 권의 책을 참조해 간략히 요약한 다음 책 날개에 삽입했습니다. 고마운 마음이 전해지길 기원합니다. 앞으로 출간될 소마틱스 분야 책 중에서 이만큼 "언어의 밀도"가 있는 책을 만나긴 또 어려울 것 같습니다. 번역하느라 단축된 수명 이상으로 "움직임을 통한 인지"의 힘을 일깨우는 법을 체득했으니 그 또한 즐거움입니다.

2021년 5월 3일
수원 소마코칭스튜디오에서
생일날 새벽에 탈고 완료
진성 최광석

역자 후기

역자 프로필

옮긴이 최광석은 연세대학교에서 재활학(물리치료 전공)을, 서울디지털대학에서 경영학과 중국학을 배웠다. 2002년부터 물리치료사로 근무한 후 독립하여 2010년까지 카이로프랙틱 교정센터를 운영하였다. 2006년부터는 KS바디워크소마틱스연구소(소마코칭연구소 부설)를 설립해 바디워크와 소마틱스 원리를 활용한 교정 강좌와 해부학, 생리학, 근육학, 운동학, 전략교정테이핑, 근막이완요법 등의 강의를 진행하고 있다. 2017년엔 소마코칭스튜디오(www.somacoaching.kr)를 설립하였고, 현재는 전문가 양성과정인 소마틱스&바디워크 교정전문가(엡사APSSA) 과정과 다양한 온라인 강좌를 진행하고 있다.

번역서로는 『소마틱스』, 『소마지성을 깨워라』, 『코어인지』, 『15분 소마운동』, 『케틀벨스윙 다이어트』, 『엔들리스웹』, 『근육재훈련요법』, 『감정해부학』, 『앉기서기걷기』, 『바디마인드센터링 입문』, 『펠덴크라이스의 ATM』, 『근막이완요법』, 『청소년을 위한 소마틱스』, 『인사이드아웃』, 저서로는 『선앤숨』이 있다.

펠덴크라이스의 ATM
AWARENESS THROUGH MOVEMENT

초판 2쇄 2024년 2월 7일
초판 발행 2021년 6월 7일

지은이 : 모세 펠덴크라이스
옮긴이 : 최광석
책임편집 : 권정열
디자인 : Double D & Studio
표지일러스트 : @merlee_ml
인쇄 : 북크림
펴낸곳 : 소마코칭출판사
출판등록 : 2017년 3월 15일 / 제 2021-000018호
주소 : 경기도 수원시 장안구 파장천로 54 금강빌딩 3층
전화 010-9686-4896 / 메일 claozi13@naver.com / 홈페이지 somacoaching.kr

ISBN 979-11-966815-6-2